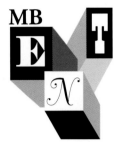

編集企画にあたって……

本号では「鼻出血」というテーマをいただき，編集企画を担当させていただくことになりました．耳鼻咽喉科外来や救急外来の診療において，鼻出血を主訴に来院される患者さんは少なくなく，鼻出血は重要な疾患の一つです．鼻出血の診察において最も重要なことは出血部位の確認とその処置（止血）です．近年内視鏡の発展とともに鼻腔後方をより詳細に観察することができるようになり，以前より出血部位の確認がしやすくなってきています．また，鼻腔粘膜は血流に富み，炎症，刺激等の要因にて容易に出血しますが，鼻出血の原因となる重篤な疾患が隠れている症例もあり，原因の診断も必要となります．さらに全身疾患に伴う鼻出血の場合もあり，血液検査等の全身の検査や他科との連携も重要となります．

鼻出血に対する治療としては保存的治療と外科的治療があります．保存的治療にて止血できない場合には外科的治療が行われますが，近年内視鏡を用いた止血術が広く行われるようになってきています．また，保存的治療にて止血できない場合においては，動脈塞栓術も一つの選択肢です．容易に止血できる場合もありますが，オスラー病等の難治性鼻出血症例も少なくなく，その場合には臨床上非常に難渋します．

鼻出血は小児，高齢者や妊婦に比較的多くみられます．また，小児，高齢者，妊婦それぞれに対して診察方法や対処法が異なってきますが，それらについて熟知しておくことは臨床上重要です．

以上を踏まえ，本号では「鼻出血に対する診察」，「鼻出血に対する保存的治療」，「鼻出血に対する外科的治療」，「鼻出血と全身疾患」，「鼻出血の診療において必要な血液検査」，「鼻出血—他科との連携—」，「血管塞栓術」，「小児に対する鼻出血」，「高齢者に対する鼻出血」，「妊婦に対する鼻出血」といったテーマを取り上げました．そして各テーマについて高名で診療経験の豊富な先生方に執筆していただきました．その結果，本号では最新の重要な情報や今後の診療に役立つ内容が満載されており，一読していただく価値のあるものと感じております．

そして，最後に御多忙な臨床の合間をぬって執筆していただいた先生方に心から感謝申し上げたいと思います．

2018 年 12 月

鈴木元彦

KEY WORDS INDEX

和　文

あ行

圧迫　8
アルギン酸塩創被覆材　51
アレルギー性鼻炎　38,47
遺伝性出血性末梢血管拡張症　1
オスラー病　21,51

か行

顎動脈塞栓術　15
化膿性肉芽腫症　47
感染症　27
キーゼルバッハ部位　38
救急外来　32
経皮的動脈塞栓術　57
経上顎洞顎動脈結紮術　15
血液検査　27
血管塞栓術　32
血小板減少　51
血栓性微小血管障害　47
コイル　57
抗凝固薬　32,51
高血圧　42
抗血小板薬　32
高齢者　42

さ行

止血法　38
出血傾向　21
出血素因　21,27
出血部位　1
焼灼　8
小児　38
心血管疾患　42
診察　1
水分蒸散　42
ゼラチンスポンジ　57
全身疾患　21
全身麻酔　32

た・な行

蝶口蓋動脈凝固切断術　15
内視鏡検査　1

内視鏡下電気焼灼　51
難治性鼻出血　15
妊娠　47
脳梗塞　57

は行

ハーモニック・スカルペル　15
鼻出血　1,8,21,32,38,42,47
鼻粘膜萎縮　42
鼻粘膜皮膚置換術　51
貧血　27
保存的治療　8

や行

薬物治療　8
輸血の適応　27

欧　文

A

adaptation for blood transfusion 27
alginate dressing　51
allergic rhinitis　38,47
anemia　27
anticoagulant　32,51
antiplatelet drug　32
atrophy of nasal mucosa　42

B

bleeding diathesis　21
bleeding sites　1
bleeding tendency　21
blood test　27
bloodborne infection　27
brain infarction　57

C

cardiovascular disease　42
cauterization　8
child　38
coil　57
conservative treatment　8

E・G

emergency room　32

endoscopic electrocautery　51
endoscopy　1
epistaxis　1,8,21,32,42,47
gelatin sponge　57
general anesthesia　32

H・I

Harmonic scalpel　15
hemorrhagic diathesis　27
hemostasis　38
hereditary hemorrhagic
　telangiectasia　1,21,51
HHT　21
hypertension　42
intractable epistaxis　15

K・M・N

Kiesselbach's plexus　38
medical examination　1
nasal bleeding　38
nasal dermoplasty　51
NBCA　57

P

packing　8
pharmacotherapy　8
pregnant　47
pyogenic granuloma　47

S

selective embolization of maxil-
　lary artery　15
senior　42
sphenopalatine artery
　coagulation　15
systemic disease　21

T

thrombocytopenia　51
thrombotic microangiopathy　47
transarterial embolization　57

V・W

vascular embolization　32
water loss　42

WRITERS FILE ライターズファイル（50音順）

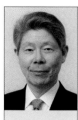

市村 恵一
（いちむら けいいち）

1973年 東京大学卒業
　　　 同大学耳鼻咽喉科入局
1979年 浜松医科大学耳鼻咽喉科, 講師
1985年 東京都立府中病院耳鼻咽喉科, 医長
1988年 東京大学耳鼻咽喉科, 講師
1993年 同, 助教授
1999年 自治医科大学耳鼻咽喉科, 教授
2012年 同, 副学長
2014年 同大学, 名誉教授
　　　 石橋総合病院, 統括理事, 院長

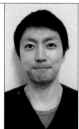

齋藤 秀和
（さいとう ひでかず）

2006年 秋田大学卒業
　　　 同大学附属病院等に勤務
2011年 同大学大学院医学系研究科博士課程入学
2016年 同上修了
2017年 同大学耳鼻咽喉科頭頸部外科学講座, 助教

西田 幸平
（にしだ こうへい）

2000年 三重大学卒業
　　　 松阪中央総合病院研修医
2001年 三重大学医学部附属病院耳鼻咽喉・頭頸部外科入局
2002年 前田耳鼻咽喉科気管食道科病院, 常勤医
2003年 紀南病院耳鼻咽喉科, 医長
2007年 三重県立総合医療センター耳鼻咽喉科, 常勤医
2010年 市立四日市病院耳鼻咽喉科, 医長
2014年 三重大学医学部附属病院耳鼻咽喉・頭頸部外科, 助教
2018年 独立行政法人国立病院機構三重中央医療センター耳鼻咽喉科, 医長

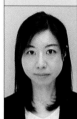

井上 なつき
（いのうえ なつき）

2011年 札幌医科大学卒業
　　　 東邦大学医療センター大橋病院初期臨床研修
2013年 同大学医療センター大橋病院耳鼻咽喉科入局
2017年 同, 助教

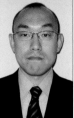

鈴木 元彦
（すずき もとひこ）

1991年 名古屋市立大学卒業
　　　 同大学耳鼻咽喉科入局
1996年 同大学大学院修了
　　　 愛知県厚生連海南病院耳鼻咽喉科
1998年 豊川市民病院耳鼻咽喉科
2000年 名古屋市立大学耳鼻咽喉科, 助手
2002年 同, 講師
2011年 同, 准教授
2017年 同大学高度医療教育研究センター, 教授

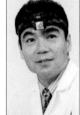

三輪 正人
（みわ まさと）

1981年 藤田保健衛生大学卒業
1985年 同大学大学院医学研究科（機能系神経化学専攻）修了
1991年 大阪バイオサイエンス研究所・酵素化学部門, 客員研究員
1993年 藤田保健衛生大学医学部耳鼻咽喉科
2000年 米国国立衛生研究所蘇生医学部門, 客員研究員
2010年 独協医科大学越谷病院耳鼻咽喉科, 准教授
2012年 東京大学医学部耳鼻咽喉科, 准教授
2016年 日本医科大学付属病院耳鼻咽喉科, 臨床教授
2017年 順天堂大学大学院医学研究科アトピー疾患研究センター, 客員教授
2018年 埼玉県立大学保健医療福祉学部, 非常勤講師
2019年 はりまざかクリニック（東京都文京区）, 院長

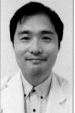

太田 賢吾
（おおた けんご）

2009年 名古屋市立大学卒業
　　　 刈谷豊田総合病院, 初期研修医
2011年 名古屋市立大学病院, 後期研修医
2014年 米国 Oregon health & science university 留学
2015年 名古屋市立大学病院, 臨床研究医
2016年 同大学大学院医学研究科修了
　　　 同大学病院, 助教

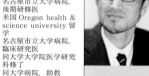

都築 建三
（つづき けんぞう）

1996年 兵庫医科大学卒業
2001年 同大学大学院修了
2001～03年 米国 University of Florida 留学
2003年 兵庫県立淡路病院耳鼻咽喉科, 医長
2004年 鷹の子病院耳鼻咽喉科
2005年 兵庫県立柏原病院耳鼻咽喉科, 医長
2006年 兵庫医科大学耳鼻咽喉科, 助手
2009年 同, 講師
2014年 同（耳鼻咽喉科・頭頸部外科）, 准教授

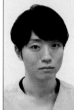

村嶋 智明
（むらしま ともあき）

2008年 藤田保健衛生大学卒業
　　　 同大学医学部附属病院初期研修医
2010年 同大学医学部耳鼻咽喉科学教室入局
2012年 同, 助教
2014年 同大学大学院修了
2015年 日本耳鼻咽喉科学会専門医

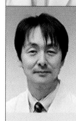

太田 伸男
（おおた のぶお）

1988年 山形大学卒業
1992年 同大学大学院修了
　　　 南陽市立病院, 水戸済生会総合病院, 山形県立中央病院勤務
1996年 山形大学耳鼻咽喉科, 助手
1996～97年 米国国立衛生研究所（NIH）に留学, NEI の Laboratory of Ocular Therapeutics
2002年 山形大学耳鼻咽喉科, 講師
2015年 山形市立病院済生館耳鼻いんこう科, 科長
2016年 東北医科薬科大学耳鼻咽喉科, 主任教授

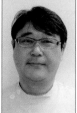

中村 善久
（なかむら よしひさ）

1995年 名古屋市立大学卒業
　　　 同大学耳鼻咽喉科入局
2000年 同大学大学院修了
　　　 名古屋第二赤十字病院耳鼻咽喉科
2002年 名古屋市立大学耳鼻咽喉科, 助手
2004年 米国ミネソタ大学耳鼻咽喉科留学
2006年 名古屋市立大学耳鼻咽喉科, 助手
2007年 同, 助教
2012年 同, 病院講師
2016年 同, 講師
2018年 名古屋第二赤十字病院耳鼻咽喉科, 副部長

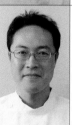

八尾 亨
（やお とおる）

2001年 順天堂大学卒業
　　　 同大学医学部耳鼻咽喉科学教室入局
　　　 順天堂医院耳鼻咽喉科臨床研修医
2003年 順天堂大学医学部大学院入学
2004年 同大学病院大学院生
2007年 同大学医学部附属順天堂医院耳鼻咽喉科, 助教
2010年 同大学医学部附属練馬病院耳鼻咽喉科, 科長
2012年 東京女子医科大学東医療センター耳鼻咽喉科, 講師
2016年 金沢医科大学耳鼻咽喉科, 講師

前付3

CONTENTS 鼻出血の対処法

鼻出血に対する診察 ……………………………………………………………… 中村　善久ほか　**1**

鼻出血の診察において重要なことは出血部位の確認とその処置（止血）である．また，鼻出血の原因を探すことも忘れてはならない．

鼻出血に対する保存的治療 ……………………………………………………… 都築　建三ほか　**8**

鼻出血の対応は，詳細な問診，全身状態の考慮，適切な体位指導が重要である．出血部位の同定，圧迫，焼灼が基本である．凝固機能に影響を及ぼす薬物には配慮が必要である．

鼻出血に対する外科的治療 ……………………………………………………… 太田　伸男ほか　**15**

難治性鼻出血は耳鼻咽喉科医がしばしば経験する疾患である．鼻腔後方からの出血に対しては蝶口蓋動脈凝固切断術が有用な治療法の1つと考えられた．

鼻出血と全身疾患 ………………………………………………………………… 井上なつきほか　**21**

難治性鼻出血の診察では，全身疾患による鼻出血の可能性を考慮する必要がある．特に，生命予後にかかわる重篤な疾患と，鼻出血を初発症状とする頻度が高い疾患を鑑別する．

鼻出血の診療において必要な血液検査 ………………………………………… 村嶋　智明　**27**

止血困難な鼻出血症例に遭遇した際に必要な血液検査（貧血の評価や出血素因の検索，血液を介して感染しうる感染症）について述べる．

鼻出血─他科との連携─ ………………………………………………………… 西田　幸平ほか　**32**

救急外来受診の鼻出血反復例は耳鼻咽喉科医の診療が必要であることの啓発と，外来での止血困難例では他科と連携して入院管理下で安全に全身麻酔下止血手術や血管塞栓術を行う必要がある．

編集企画／鈴木元彦
名古屋市立大学
高度医療教育研究センター教授

Monthly Book ENTONI　No. 228/2019. 2　目次

編集主幹／本庄　巖　　市川銀一郎　　小林俊光

小児における鼻出血……………………………………齋藤　秀和ほか　**38**

小児の鼻出血では，止血に難渋する症例は少ないが大量の出血が起こると全身の予備能が低くバイタルの変動が起こりやすい．他科との連携，保護者への十分な説明が重要である．

高齢者における鼻出血…………………………………八尾　　亨ほか　**42**

高齢者における鼻出血の特徴について，当科における患者統計も含めて報告し，加齢に伴う鼻出血の増加の原因について考察した．

妊娠と鼻出血………………………………………………三輪　正人　**47**

妊娠時の母体ではドラマチックな変化がみられるが，全身的かつ局所的要因により鼻出血をきたしやすく，制御困難となる場合も存在するので，注意する必要がある．

難治性鼻出血への対応……………………………………市村　恵一　**51**

難治性鼻出血の原因は，凝固系の異常，血管脆弱性，探索しにくい出血点などだが，止血材料の進歩や内視鏡手技の一般化に伴い、対処法は進歩している．

血管塞栓術…………………………………………………太田　賢吾　**57**

動脈塞栓術により成功率は高く報告されているが，合併症も多く報告されている．合併症を避けて行うためには，血管解剖，塞栓物質の違い，カテーテル操作法などが重要となる．

Key Words Index ………………………… 前付 2
Writers File ……………………………… 前付 3
FAX 専用注文書 …………………………… 67
FAX 住所変更届け ………………………… 68
バックナンバー在庫一覧 ………………… 69
Monthly Book ENTONI 次号予告 ……………… 70

【ENTONI® （エントーニ）】
ENTONIとは「ENT」（英語のear, nose and throat：耳鼻咽喉科）にイタリア語の接尾辞 ONE の複数形を表す ONI をつけ，耳鼻咽喉科領域を専門とする人々を示す造語．

前付 5

Monthly Book
ENTONI No.223

最新刊

2018年9月 増大号
140頁 定価（本体価格 4,800円＋税）

みみ・はな・のど診断
これだけは行ってほしい
決め手の検査

編集企画　福岡大学教授　坂田俊文

専門的検査を適切に実施し、検査を用いて的確かつ迅速に診断できるようにまとめられた日常診療において役立つ1冊！！

☆ CONTENTS ☆

Ⅰ．耳疾患・聴覚検査
1. 気骨導差はなぜ起きたのか？―責任病変はどこなのか―……………………吉田　晴郎ほか
2. 心因性難聴をどう見抜くか―適切な対応のために―…………………………安井　拓也
3. 外リンパ瘻は否定できたのか？―確定診断と手術のタイミング―…………小林　泰輔
4. 耳管閉鎖不全による鼻すすりを見逃さない―診断と治療―…………………菊地　俊晶
5. 補聴器を勧めるべきか――側性難聴と軽度難聴への対応―…………………牧　　敦子
6. 経過が特異な中耳炎―特殊な炎症性疾患と悪性疾患の除外―………………瀧　　正勝ほか

Ⅱ．平衡障害
1. 眼振のないめまい―鑑別とマネージメント―…………………………………五島　史行
2. 経時的変化を示す眼振………………………………………………………………久保　和彦
3. 小児のめまいをどう診るか―各種検査と治療法―……………………………山中　敏彰ほか

Ⅲ．鼻・副鼻腔疾患
1. 好酸球性副鼻腔炎とのつきあいかた―確定診断と嗅覚障害を含めた治療計画―……八尾　亨ほか
2. 嗅覚障害の診療―病態診断と治療計画―………………………………………柴田　美雅
3. 全身疾患と鼻出血―病態診断とマネージメント―……………………………竹内寅之進
4. 突然の水様性鼻漏と管理―加齢と自律神経異常の観点から―………………今吉正一郎
5. 顔面と鼻腔の痛み―鑑別診断とマネージメント―……………………………許　　芳行

Ⅳ．音声・嚥下
1. 子どもの"ことばが不明瞭"をどう評価し，どのタイミングで送るのか
　―クリニックでの診察のポイントと診断前介入の勧め―……………………益田　慎
2. 他科から嚥下評価の依頼を受けたとき―基本的な評価方法と指導―………千年　俊一

Ⅴ．口腔・咽頭・その他
1. 味覚障害の診療とゴール―診断と治療計画―…………………………………任　　智美
2. その粘膜病変，STIは否定できるか―確定診断と拡散防止―………………余田　敬子
3. 咽頭周辺の深部感染症―重症化を見逃さないための検査―…………………石永　一
4. 頸部リンパ節腫脹の診療―経過観察と生検のタイミング―…………………松本　文彦
5. 耳鼻咽喉科とIgG4関連疾患―確定診断と治療計画―…………………………高野　賢一
6. 多発血管炎性肉芽腫症―確定診断と治療計画―………………………………岸部　幹
7. 耳鼻咽喉科と自己炎症性疾患―確定診断と治療計画―………………………原　真理子

全日本病院出版会　〒113-0033 東京都文京区本郷 3-16-4　Tel：03-5689-5989
http://www.zenniti.com　Fax：03-5689-8030

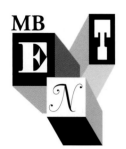

◆特集・鼻出血の対処法

鼻出血に対する診察

中村善久[*1] 鈴木元彦[*2]

Abstract 鼻出血は耳鼻咽喉科外来診療や救急外来においてよく遭遇する疾患であるが，鼻出血の診察において重要なことは出血部位の確認とその処置(止血)である．そして，出血部位の確認には，前鼻鏡検査や内視鏡検査が有用である．また，鼻出血を止血する際に患者が重篤な状態に陥ることを防ぐことも重要である．以上より問診や血液検査などにて患者の状態を適切に判断することが重要となる．さらに，鼻出血の原因を探すことも忘れてはならない．以上を踏まえ本稿では，鼻出血に対する診察について概説する．

Key words 鼻出血(epistaxis)，診察(medical examination)，内視鏡検査(endoscopy)，遺伝性出血性末梢血管拡張症(hereditary hemorrhagic telangiectasia)，出血部位(bleeding sites)

はじめに

鼻出血は耳鼻咽喉科外来診療や救急外来においてよく遭遇する疾患であるが，鼻出血の診察において重要なことは出血部位の確認とその処置(止血)である．出血部位が鼻腔前方で保存的治療や外来の簡単な処置にて止血できる場合もあるが，出血部位が鼻腔後方で外科的治療が必要になる場合や止血に難渋して入院が必要となる場合もある．

また，鼻出血の原因を的確に診断して出血部位を確認することは鼻出血を治療するうえで大変重要である．さらに，患者が重篤な状態に陥ることを防ぐことも重要である．止血においてはガーゼタンポンとバルーンタンポンなどの保存的治療もあるが，特に外科的治療においては内視鏡下鼻内手術による止血術が有用である．

本稿では，鼻出血に対する診断，治療について概説する．

鼻出血の原因・原因疾患

鼻腔粘膜は血流に富み，炎症，刺激などの要因にて容易に出血するが，鼻出血の原因となる重篤な疾患が隠れている症例もあり，原因の診断が必要である．鼻出血の原因としては大別して局所的原因と全身的原因に分けられる(表1)．

表 1. 鼻出血の原因

A. 局所的原因
1. 刺激，外傷：指性，外傷，骨折など
2. 炎症：アレルギー性鼻炎，急性鼻炎，副鼻腔炎など
3. 腫瘍：血管腫，血管線維腫，乳頭腫，悪性腫瘍など
4. 鼻中隔疾患：鼻中隔弯曲症，鼻中隔穿孔など
B. 全身的原因
1. 先天異常：Osler 病
2. 出血性疾患：白血病，血友病，DIC，血小板減少症など
3. 循環器疾患：高血圧など
4. 肝臓疾患：肝硬変など
5. 薬剤性：抗凝固薬，抗血栓薬など
6. その他

[*1] Nakamura Yoshihisa, 〒466-8650 愛知県名古屋市昭和区妙見町 2-9 名古屋第二赤十字病院耳鼻咽喉科，副部長
[*2] Suzuki Motohiko, 名古屋市立大学高度医療教育研究センター，教授

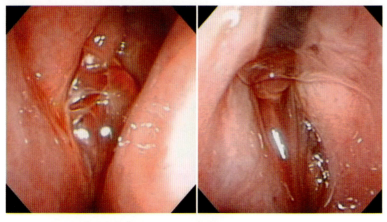

図 1.
a：鼻副鼻腔腫瘍
b：腫瘍からの出血

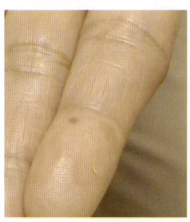

図 2. オスラー病患者の点状末梢血管拡張（指）

1. 局所的原因

炎症性疾患，腫瘍性疾患，外傷，鼻中隔穿孔などが局所的原因疾患として挙げられる．また，鼻だけでなく上咽頭疾患による出血も念頭におく必要がある．

これら局所的原因の診断には前鼻鏡検査や内視鏡検査が有用で，鼻の奥まで明るい拡大された視野で詳細に観察することが可能である．

1）鼻副鼻腔腫瘍

鼻副鼻腔腫瘍は鼻副鼻腔に生じる腫瘍である．乳頭腫，線維性骨異形成症，神経鞘腫（schwannoma），若年性血管線維腫，血管腫，多形腺腫，扁平上皮癌，腺癌，悪性リンパ腫，悪性黒色腫など今まで70種以上の腫瘍が報告されているが[1]，鼻出血の原因として腫瘍は常に念頭において除外する必要がある（図1）．

2. 全身的原因

遺伝性出血性末梢血管拡張症（Osler 病：オスラー病，遺伝性出血性毛細血管拡張症，herediatary hemorrhagic telangiectasia；HHT）などの先天性疾患，出血性疾患，循環器疾患，妊娠などが挙げられる．

1）遺伝性出血性末梢血管拡張症（HHT）

HHT は，Sutton[2] らにより 1864 年に初めて報告されたが，常染色体優性遺伝による遺伝性疾患で，反復する鼻出血，顔面・手指などの皮膚の末梢血管拡張（図2），鼻粘膜口腔粘膜の毛細血管の拡張，内臓病変（動静脈奇形）などが認められる．血管の筋層や弾性板が欠如するため，出血を繰り返しやすく，難治性鼻出血の代表的な疾患である．また，HHT は多くの民族で認められるが，日本における有病率は5,000～8,000人に1人と考えられている[3]．男女比に関しては，女性のほうが少し多いとする報告や男女差はないという報告がある．

HHT の症状は，出生時ではまずないが，35歳ぐらいまでにほとんどの症例で出現するとされ，女性の場合には妊娠を契機に症状が悪化することがある．

HHT は血管の筋層や弾性板が欠如した結果，末梢血管が拡張しその部位からの出血が様々な臓器に出現する多臓器疾患である．そのため複数の専門科（脳神経外科，神経内科，放射線科，耳鼻咽喉科，皮膚科，消化器内科，肝臓内科，循環器内科，呼吸器内科，呼吸器外科，小児科など）が協力した集学的な治療法が必要となる．しかし，HHT の症状の中で最も高頻度の症状が鼻出血であり，実際は耳鼻咽喉科を受診する患者が多い．また，出血部位は通常の鼻出血と同様に Kiesselbach か

らの出血が多い．しかし，単にHHTのためだけで出血することは少なく，軽微であっても外傷などの原因が加わることにより出血する．中には大量の輸血を必要とする場合や鼻出血による窒息が致死的になる場合もある．また，HHT症例には10％前後の脳血管奇形の合併があるとされている．

HHTの診断基準としては ① 鼻出血，② 末梢血管拡張症，③ 内臓病変，④ 家族歴(兄弟(姉妹)は1親等血縁者に含まれる)の4項目のうち3つ以上の所見が存在する場合を確実例，4項目のうち2つの所見が存在する場合を疑い例となっている[4]．鼻出血のみだけでHHTと診断することはできず，また診断基準に鼻出血の頻度や重症度は含まれない．

小児では無症状ということがあるため，安易にHHTではないと診断はできない．家族歴のない小児のHHTの診断は難しい．また，小児では通常の鼻出血はよく認められるため，これがHHT関連かどうかの判断は難しい．

治療としては内視鏡下 Nd：YAG レーザー照射が鼻出血に対する治療手段となる．しかし，繰り返す電気凝固は鼻中隔の穿孔を起こすため禁忌である．レーザーによる焼灼治療も軽症から中程度の鼻出血には一定の効果があるとされるが，重症例では効果は低い．重症例には鼻粘膜皮膚置換術が有用であるが(図3)，長期的には再発することがあり，難治症例には外鼻孔閉鎖術が行われる[5]．

2）白血病

白血球増加，貧血，血小板の増加や減少，CRPなどの炎症反応，腫瘍マーカー異常などが鑑別に役立つ．急性骨髄性白血病は成人白血病全体の中で最も多い疾患である．骨髄または末梢血中に20％以上の芽球があれば急性白血病と診断できる．また，小児の白血病は小児悪性腫瘍の中で最も頻度の高い疾患である．

鼻出血に対する診察

1．問 診

鼻出血患者が来院した場合に，最初に行うのが

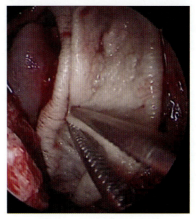

図 3．鼻粘膜皮膚置換術

問診である．問診では特に心筋梗塞，脳梗塞などに対して抗凝固薬や抗血小板薬，解熱鎮痛消炎薬，脳循環改善薬などを内服している症例を見逃してはいけない．

2．鼻腔内所見

鼻腔内の観察は鼻出血の局所的原因を調べ，出血部位を特定するために必須の検査である．そして，実際の診療では，まず前鼻鏡検査にて鼻腔前方の観察を行い，その後必要であれば内視鏡検査を施行することとなる．

1）鼻鏡検査

上口唇動脈，大口蓋動脈，中隔後鼻動脈，前篩骨動脈などが鼻入口部から約1～2 cmの部位で鼻中隔前下方のKiesselbachと呼ばれている部位にて吻合を形成している．そして，鼻出血はこのKiesselbach部位からの出血が圧倒的に多く，まずは鼻鏡(図4-a)を用いて鼻腔前方の観察を行う．例えば，急性鼻炎・アレルギー性鼻炎などの炎症性疾患，鼻茸・腫瘍性疾患，鼻中隔弯曲症，鼻中隔穿孔，外傷の有無について観察する．また，観察時には鼻出血や鼻腔内の血腫を認めることが多いため吸引管(図4-b)による吸引が必要である．

2）内視鏡検査

前鼻鏡検査にて観察した部位をより詳細に観察するため，また前鼻鏡検査にて観察困難な後方を観察するため内視鏡検査が用いられる．

3．画像検査

腫瘍を疑う所見を認める症例や内視鏡検査にて出血点が確認できない難治性鼻出血症例には

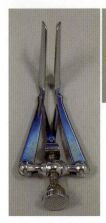
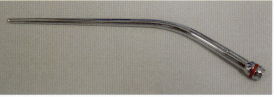

図 4.
a：鼻鏡
b：吸引管

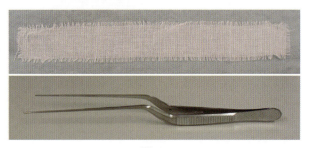

図 5.
a：ガーゼ
b：鼻用鑷子

CT, MRI などの画像検査を用いて精査する必要がある．

鼻出血の治療

　鼻出血部位の多くが鼻腔前方に存在する Kiesselbach 部位からの出血であるため，座位の状態で両鼻翼を母指と示指でつまみ鼻翼を正中に向かって強く圧迫することによって止血をこころみるのは応急処置として有用である（圧迫法）．可能であれば膿盆を患者自身に保持してもらい，患者の顎を軽く引くようにし，咽頭に流れる血液を飲み込まずに，膿盆に吐き出すように指導する．血液を多く飲み込むと悪心・嘔吐の原因となるからである．そして，この状態を 5 分以上続けてもらう．

　上記圧迫法にて止血できない場合には，エピネフリンを浸したガーゼ（図 5-a）を鼻用鑷子（図 5-b）にて鼻腔内に挿入し，出血の減弱や止血をこころみたり，鼻腔内観察目的の鼻粘膜収縮による鼻腔内の拡張をこころみたりする．また，この際にガーゼにキシロカインも浸して局所麻酔をしておく方法も一手段である．そして，出血部位を確認するが，出血部位を鼻腔前方，鼻腔後方に分けて説明する．しかし，ガーゼを挿入する際に乱暴に挿入すると鼻腔粘膜を痛める結果となるので，丁寧な操作が必要である．

1．鼻腔前方（Kiesselbach 部位など）からの出血

　額帯鏡やヘッドランプを使用し，鼻鏡を用いながら両手を使って処置する．鼻腔前方，特に Kiesselbach 部位からの出血の場合には，局所麻酔を施行しバイポーラーにより電気凝固して止血する．また，硝酸銀，無水クロム酸，トリクロル酢酸などの化学腐食剤やレーザーによる焼灼も有用な手段である．ただし，アレルギー性鼻炎に対する下鼻甲介手術に対して用いられる炭酸ガスレーザーは止血作用が弱いため，鼻出血の止血にはあまり適さない．また，抗菌薬などを含む軟膏を塗布したいわゆる軟膏ガーゼによるガーゼタンポンも一手段である．鼻腔前方からの出血では，ほとんどの場合，外来における以上の処置にて止血可能である．

2．鼻腔後部からの出血

　鼻腔後方からの出血は出血量が多く，かつ出血点の確認や止血処置が鼻腔前方からの出血と比べ行いにくく，入院の適応となる症例が多い．

　内視鏡下鼻内手術による止血術は出血部位を明視下に確実に止血することが可能となり有用な手段である．また，内視鏡には正面を観察する直視鏡と内視鏡の側面を観察する斜視鏡があり，両者を使い分けて観察する必要がある．出血点が確認でき，内視鏡下に止血操作可能な部位では，内視鏡下に出血点に対して電気凝固を行う．ただし，出血が多い中での出血部位の処置は内視鏡下に血液を吸引しながらする必要がある．吸引管とバイポーラーを組み合わせた器具を用いたり，

3Hands にて内視鏡，吸引管，バイポーラーを持ち血液を吸引しながら出血点を凝固したりする．

出血部位が鼻腔後部であるものの，正確な出血部位が特定できない場合や内視鏡下に止血しづらい部位では，後鼻孔にバルーンを留置し，軟膏ガーゼによる圧迫も併用して止血する．具体的には Foley カテーテルを挿入し，バルーンを蒸留水を使って上咽頭で膨らませる．鼻腔内には軟膏ガーゼを充填し，カテーテルを前鼻孔より引っ張り，咽頭に血液が流れ込まないようにする．カテーテルの固定はゆるまないように頬部に行うが，鼻翼軟骨部とカテーテルの間にガーゼをはさんだりするなど工夫して鼻翼軟骨の壊死を防ぐ必要がある．また，Monem ら[6]は鼻翼軟骨の壊死を予防する目的で，Foley カテーテルのドレナージ側の端を切断し，ドレナージ側の端をバルーン本体の先端側から通して，鼻入口部に固定する方法を報告している．

また，メローセルを鼻腔内に挿入して止血するという方法もある．さらに出血部位が鼻腔後方で，鼻出血が何度も生じるものの，出血部位が特定できない再発性・難治性鼻出血においては，蝶口蓋動脈が責任血管であることが多いことから，内視鏡下に鼻内より蝶口蓋動脈を結紮（クリッピング）したり切断したりする方法も有用である[7]．そして，動脈塞栓術も有用な一手段である．また，Vaiman ら[8]はフィブリン糊を鼻腔にスプレーする方法で止血に成功したと報告しており，Stangerup ら[9]は温水を用いた鼻洗が鼻出血止血に有用と報告している．

小児と高齢者の鼻出血

鼻出血は小児から成人まであらゆる年齢で生じるが，この中でも小児と高齢者に多い．小児ではアレルギー性鼻炎罹患児を含め，鼻をほじる・いじる・こするなどの機械的刺激が原因のことが多い．したがって，Kiesselbach 部位鼻中隔前方からの出血が圧倒的に多く，圧迫法や抗生物質などの軟膏の塗布のみにより，出血がコントロールでき

る症例が多い．すなわち，小児では入院となることがほとんどない．しかし，上記処置により止血できない場合は化学腐食剤や電気凝固による焼灼が必要になるが，患者の協力が得られないことが多く難渋する．また，血小板減少症，血友病などの凝固因子欠乏，白血病などの血液疾患が原因疾患となることもあり，注意が必要である．特に，思春期の男児に多い上咽頭血管線維腫を見逃してはならない．また，高齢者は粘膜が菲薄化し血管が浅在化，さらに血管強度の低下が鼻出血の原因となるが，診察において抗凝固薬や抗血栓薬などの鼻出血に関連する薬の内服などの問診が重要である．

妊娠と鼻出血

妊娠中，歯肉や鼻腔などの粘膜に化膿性肉芽腫（pyogenic granuloma）が発生しやすいとされている．特に妊娠後期に本腫瘍は好発し，性ホルモンが関与していると考えられている．化膿性肉芽腫は組織学的には小葉状毛細血管腫であり，鼻出血の原因となる．また，妊娠中の女性に発生しやすいこともあり，pregnancy tumor とも呼ばれる[10]．基本的に良性病変であるが，増大することもあり悪性腫瘍との鑑別が重要となる．

反復する鼻出血においては妊娠中の摘出術が必要となる場合もあるが，出産後に自然消退することもあり，症例に応じた対応が必要となる．しかし，出産後に自然消退をみない場合には生検も兼ねた摘出術を検討すべきと思われる．また，ステロイドと抗生剤の投与によって腫瘍の縮小が期待でき，術前のステロイド・抗生剤投与の有用性をHanazawa ら[11]は報告している．

図6に鼻出血に対する診察，処置のフローチャートを示す．前鼻鏡や内視鏡などを用いて出血点を探し，出血点を確認できれば外科的治療（電気焼灼など）にて出血点を処置して止血する．また，出血点を確認できなければ，ガーゼタンポンなどにて止血をこころみる．ガーゼタンポンにて止血が困難であれば，ガーゼ抜去後に再度出血

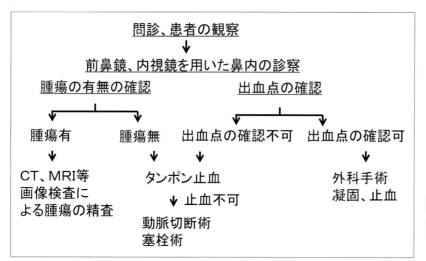

図 6. 鼻出血に対する診察のフローチャート

点を探す．止血が困難であれば，塞栓術，蝶口蓋動脈切断術などを考慮する．

おわりに

鼻出血の診察において重要なことは出血部位の発見・確認とその処置（止血）であるが，同時に腫瘍からの出血を見逃さないこと，出血の原因となっている全身疾患などを見逃さないことがとても大切である．また，内視鏡下鼻内手術による止血術は出血部位を明視下に確実に止血することが可能となり，有用な手段である．

文献

1) Eggesbo HB：Imaging of sinonasal tumours. Cancer Imaging, **12**：136-152, 2012.
2) Sutton H：Epistaxis as an indication of impaired nutrition, and of degeneration of the vascular system. Med Mirror, **1**：769-781, 1864.
3) Dakeishi M, Shioya T, Wada Y, et al：Genetic epidemiology of hereditary hemorrhagic telangiectasia in a local community in the northern part of Japan. Hum Mutat, **19**：140-148, 2002.
4) Shovlin CL, Guttmacher AE, Buscarini E, et al：Diagnostic criteria for hereditary hemorrhagic telangiectasia (Rendu-Osler-Weber syndrome). Am J Med Genet, **91**：66-67, 2000.
5) Young A：Closure of the nostrils in atrophic rhinitis. J Laryngol Otol, **85**：515-524, 1967.
6) Monem SA, Mann G, Suortamo SH：A method of safely securing Foley's catheter in the management of posterior epistaxis with prevention of alar cartilage necrosis. Auris Nasus Larynx, **27**(4)：357-358, 2000.
7) Prepageran N, Krishnan G：Endoscopic coagulation of sphenopalatine artery for posterior epistaxis. Singapore Med J, **44**(3)：123-125, 200.
8) Vaiman M, Segal S, Eviatar E：Fibrin glue treatment for epistaxis. Rhinology, **40**(2)：88-91, 2002.
9) Stangerup SE, Dommerby H, Siim C, et al：New modification of hot-water irrigation in the treatment of posterior epistaxis. Arch Otolaryngol Head Neck Surg, **125**：686-690, 1999.
10) Jones JE, Nguyen A, Tabaee A：Pyogenic granuloma (pregnancy tumor) of the nasal cavity. A case report. J Reprod Med, **45**(9)：749-753, 2000.
11) Hanazawa T, Yonekura S, Nakamura H, et al：Pre-operative effects of the administration of systemic corticosteroids combined with antibiotics on a lobular capillary hemangioma in the nasal cavity. Auris Nasus Larynx, **43**(2)：203-206, 2016.

Monthly Book ENTONI No.192

2016年4月増刊号

耳鼻咽喉科診療スキルアップ32
―私のポイント―

■編集企画　髙橋晴雄（長崎大学教授）

206頁，定価（本体価格5,400円＋税）

耳鼻咽喉科領域において日常診療で高いレベルの診療を求められる疾患を取り上げ、最新の診断・治療のポイントを広く詳説！！

☆ CONTENTS ☆

鼓膜炎の病態と対処……………………大島　英敏ほか
炭酸ガスレーザー（OtoLAM®）による鼓膜切開
　………………………………………澤田　正一
外傷性鼓膜穿孔の治療とインフォームドコンセント
　………………………………………三代　康雄
成人急性中耳炎での骨導低下の原因と対処……工田　昌也
急性難聴の問診・随伴症状・経過からの
　診断フローチャート…………………隈上　秀高
急性低音障害型感音難聴の治療と
　インフォームドコンセント………………福田　宏治ほか
効率的な外来での平衡機能検査…………結縁　晃治
問診からめまいはどこまで診断できるか？……船曳　和雄
高齢者の平衡障害……………………谷口雄一郎ほか
めまいのリハビリテーション……………新井　基洋
嗅覚障害の的確な診断法………………松野　栄雄
外来におけるアレルギー性鼻炎の手術治療……鴻　信義
嗅覚障害の診療………………………田中　真琴ほか
舌痛症………………………………井野千代徳ほか
一側性口蓋扁桃肥大……………………福角　隆仁ほか

口腔粘膜病変の鑑別……………………山本　祐三ほか
発熱のない咽頭痛の診断手順は…………千年　俊一
耳鼻咽喉科における嚥下障害のリハビリテーション
　………………………………………鮫島　靖浩
外来レベルでのいびき治療………………小島　卓朗ほか
下咽頭癌を見逃さない診療とは？…………杉本　太郎ほか
急性喉頭蓋炎の迅速な治療法と気道確保……大脇　成広
急性気道狭窄・閉塞への対応……………金谷　洋明
頭頸部外傷の初期対応…………………嶋田　喜充
頸部先天性嚢胞・瘻孔…………………金子　賢一
最新の頭頸部癌化学療法………………安松　隆治ほか
頭頸部癌治療後のリハビリテーション………大月　直樹ほか
外来レベルでの頸部超音波検査…………古川まどか
診療所で使える最先端の内視鏡…………野村　文敬ほか
小児内視鏡検査のコツと注意点…………平野　滋
外来で可能な穿刺吸引細胞と生検………堀　龍介ほか
耳鼻咽喉科外来におけるインフルエンザに
　対するアプローチ……………………高野　賢一
耳鼻咽喉科とステロイド薬―適応と禁忌―……神崎　晶

全日本病院出版会

〒113-0033　東京都文京区本郷3-16-4
Tel:03-5689-5989　　Fax:03-5689-8030

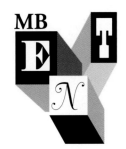

◆特集・鼻出血の対処法

鼻出血に対する保存的治療

都築建三[*1] 岡崎 健[*2]

Abstract 鼻出血の対応には，局所の圧迫止血が優先されるだけでなく，詳細な問診，バイタルサイン，全身状態の確認が重要である．凝血塊の咽喉頭への落下による窒息のリスクがあるため，後屈位や仰臥位を避ける．前鼻鏡や内視鏡を用いて鼻腔内の凝血塊を除去して出血部位を同定できれば，同部を圧迫，焼灼する．大量に出血している例，出血部位が不明な例，焼灼装置がない場合などでは，パッキングによる間接的な圧迫処置を行う．出血の程度と部位に応じて，パッキングの方向(前鼻孔あるいは後鼻孔)と使用素材を選択する．薬物治療は，トラネキサム酸やカルバゾクロムスルホン酸ナトリウム水和物などを処方する．原因疾患があればその治療も並行する．抗血栓薬を使用していれば，中断の可否について各科専門医にコンサルトする．

Key words 鼻出血(epistaxis)，保存的治療(conservative treatment)，圧迫(packing)，焼灼(cauterization)，薬物治療(pharmacotherapy)

はじめに

鼻出血の原因は，局所のみならず全身的な要因がある(表1)[1)2)]．鼻出血の対応は，詳細な問診，血圧・脈拍などのバイタルサインの確認が重要である(図1)．その後，鼻内を観察し出血部位を同定する[1)〜3)]．出血部位の同定には内視鏡を用いると観察が容易である．出血部位を同定して焼灼処置を行うことが効果的であるが，出血部位が不明な場合や焼灼装置がない場合はパッキングなどの圧迫処置が必要となる[2)〜4)]．本稿では，外来で行うことができる鼻出血に対する保存的治療について述べる．

受診までの対応

年齢，性別，発熱や倦怠感，意識レベルなどの全身状態，嗜好歴，既往歴，使用薬歴(降圧薬，抗血栓薬など)を問診する．また鼻出血は「はじめに左右どちらからか」「鼻からか口からか」「どの程度の量か」「持続しているか，止血と再出血を反復するか」などを確認する．体位はうつむきの座位とし，咽頭へ流れた血液は嚥下しないよう口から出すように伝える．凝血塊の咽喉頭への落下による窒息のリスクがあるため，後屈位や仰臥位を避ける．鼻出血の原因部位で最も多いのはキーゼルバッハ部位であり，軽症例では患者自身が両側鼻翼を正中に向かい指で圧迫することにより止血できる[1)〜5)]．5〜10分以上安静に圧迫することで止血できれば，受診不要となることもある．小児の多くは，鼻を触るなどの機械刺激によるキーゼルバッハ部位が多く，この止血法により止血できる[5)]．

受診時の対応

血圧，脈拍，体温などのバイタルサインを確認して全身状態を配慮する．顔面蒼白な例や全身状態が不良な例では，静脈路確保するとともに血液検査を行う．しかし，血小板無力症などの血小板

[*1] Tsuzuki Kenzo, 〒663-8501 兵庫県西宮市武庫川町1-1 兵庫医科大学耳鼻咽喉科・頭頸部外科，准教授
[*2] Okazaki Ken, 同，助教

表1. 鼻出血の原因

局所要因	
外界環境	温度（寒冷），湿度（乾燥）
形態異常	鼻中隔弯曲，鼻中隔穿孔
炎症	鼻前庭炎，アレルギー性鼻炎，急性鼻炎，副鼻腔炎，副鼻腔真菌症，血瘤腫
外傷	指による機械刺激，顔面外傷・骨折
異物	鼻腔異物
腫瘍	良性腫瘍：乳頭腫，血管腫，若年性血管線維腫
	悪性腫瘍：鼻副鼻腔癌，上咽頭癌，嗅神経芽細胞腫，悪性リンパ腫，悪性黒色腫，遠隔転移
医原性	経鼻栄養，経鼻挿管，鼻・副鼻腔手術，脳神経外科手術
全身要因	
循環器疾患	高血圧，動脈硬化，心・血管疾患（術後），不整脈（心房細動）
血液疾患	白血病，再生不良性貧血，特発性血小板減少症（ITP），血栓性血小板減少性紫斑病（TTP），血小板無力症（Glanzmann病），von Willebrand病，Bernard-Soulier症候群，血友病，播種性血管内凝固症候群（DIC）
肝疾患	アルコール性肝障害，肝炎，肝硬変
腎疾患	慢性腎不全（人工透析）
先天性疾患	遺伝性出血性末梢血管拡張症（Oslar病），川崎病
内分泌性	月経，妊娠，思春期
薬物性	抗血栓薬（抗凝固薬・抗血小板薬），抗癌薬，非ステロイド性消炎鎮痛薬
疲労・ストレス	睡眠不足

（都築建三：Ⅲ.鼻のこと．Question 39 患者・家族への説明ガイド．耳喉頭頸，90（増）：122-124，2018．より改変）

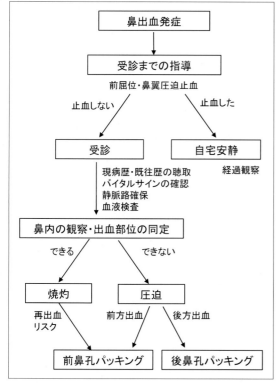

図1. 鼻出血の初期対応

症例に応じて，原因疾患に対する薬物治療を行う．止血薬の投与や抗血栓薬を中止する．鼻出血のコントロールができない場合は，手術・血管塞栓などの治療を考慮する

機能異常をきたす疾患では，血小板数が正常で一般のスクリーニングで発見できない場合もあり注意が必要である．前鼻鏡や内視鏡を用いて鼻腔内の凝血塊を除去しつつ，出血部位を同定する[1)~3)]．この処置中に一過性に血圧低下と意識レベル低下を生じることもあるが，咽頭への血液落下に注意した体位（側臥位など）とする．出血部位は内視鏡下に前方から好発部位を領域ごとに順次確認すれば，見逃さずに同定しやすい（図2）[6)]．出血がない場合も，主な血餅の貯留部位から推測する．また受診時に出血がなくても，すぐに帰宅させずに経過観察する．

圧　迫

出血に対する基本的かつ最も重要な手法である．出血部位が同定できれば直接的に圧迫できるが，出血が多量な場合や出血部位が不明な場合には，前鼻孔および後鼻孔の2ヶ所の鼻腔の出口をパッキングすることにより間接的に圧迫止血を図る．鼻出血の圧迫処置は強い疼痛を伴うため，鼻粘膜を収縮させる目的も兼ねて，鼻腔内に5000倍アドレナリンと4%キシロカインを浸したガーゼを用いて表面麻酔を予め行っておく．

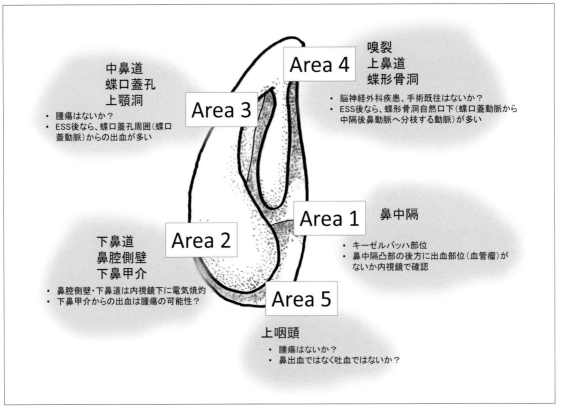

図 2. 鼻出血で確認する 5 領域
（文献 6 より改変）
ESS：endoscopic sinus surgery

1．前鼻孔パッキング

鼻腔の前方，上方，中鼻道（主に図2の Area 1～3）の周辺からの出血を疑う場合に，前鼻孔から圧迫用素材を挿入する方法である．パッキングの素材として，吸収性か非吸収性か選択する．

1）吸収性止血用製剤

少量出血例や止血焼灼例などに用いられることが多い．フィブリノーゲンが安定化フィブリン網となり組織の接着を誘導する素材で，抜去不要という利点がある．酸化セルロース（サージセル®），ゼラチン貼付剤（スポンゼル®）などがある．

2）非吸収性素材

多量出血例や再出血のリスク例などに用いられることが多い．抗菌薬および副腎皮質ステロイド含有の軟膏を塗布した30～90 cm 長ガーゼ，polyvinyl alcohol（PVA）パック（メロセル®），キチン創傷被覆保護（ベスキチンF®），アルギネート創傷被覆材（ソーブサン®）などがある．ガーゼを用いたパッキングでは，鼻腔上方より層状に詰めていく（図3-a）．後下方から詰めていくと，徐々にガーゼが後鼻孔へ押し出されて上咽頭へ脱落するため，挿入には工夫が必要である．鼻腔内がガーゼで満たされるようにできれば止血が期待できる．非吸収性タンポンは感染のリスクがあるため，3～5日で抜去する．

2．後鼻孔パッキング

出血部位が不明な例や，後鼻孔から咽頭への後出血が確実に制御できない例に，後鼻孔から鼻腔側へパッキングして，咽頭への血液落下を防ぐ方法である．後鼻孔パッキングを行った後に前鼻孔パッキングも行うことが多い．

・ベロックタンポン：まず，1枚の4つ折りガーゼを母指頭大程度になるように固く丸め，1-0絹糸など太い絹糸で中央に巻き付けておく．絹糸の両端を同じ長さにする．次に，ガイド用にネラトンチューブを前鼻孔より挿入して口腔内

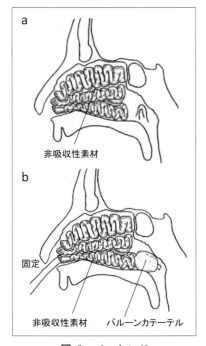

図 3. パッキング
a：前鼻孔パッキング
b：後鼻孔パッキング

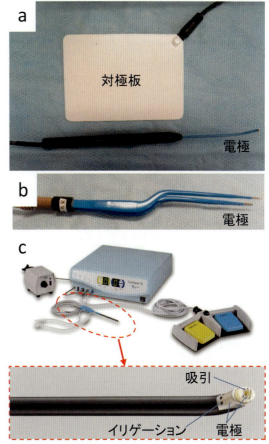

図 4. 当科で使用しているモノポーラ・バイポーラ電極
a：モノポーラ電極と対極板
b：鑷子状バイポーラ
c：コブレーター2サージェリーシステム
（Smith & Nephew Inc., London, UK）

より外へ先端を出し，その先端に絹糸を結ぶ．前鼻孔からネラトンチューブを引き出すと同時に，口腔側よりガーゼを後鼻孔に指で素早く押し込む．さらに前鼻孔パッキングも行う．後鼻孔のタンポンが落ちないように，前鼻孔に大綿球などに絹糸を巻き付け，固定する．

・バルーンタンポン（図 3-b）：空気を抜いた鼻腔用あるいは尿道用バルーンカテーテルを前鼻孔から挿入し，咽頭内にカテーテル先端があることを口腔側から確認した後，蒸留水 10 ml を注入してバルーンを膨らませ，後鼻孔から鼻腔内にはまり込ませるように固定する．前鼻孔へ出したバルーンチューブは後方に落ちないよう鼻翼部にテープなどで固定する．

長時間の固定による前鼻孔の皮膚壊死を予防するためには，ガーゼなどによる鼻翼部皮膚の保護や数時間おきに圧迫を解除する必要がある．後鼻孔パッキングは，48 時間以内で抜去すると再出血のリスクが高いとされ[7]，それ以降での抜去を考慮する．しかし，患者の苦痛や中耳炎などの合併症を伴いやすいため，症例に応じて早期の抜去を考慮されたい．

焼　灼

鼻出血部位を同定して同部を焼灼できれば，再出血のリスクが低下する[2)3)]．焼灼前に，リドカイン塩酸塩（5 mg/ml）・アドレナリン（0.01 mg/ml）注射剤（0.5%キシロカイン注射液E入）2〜3 ml を出血部位や翼口蓋孔の周囲の粘膜下に注射すると，出血量が減少して焼灼時の疼痛も軽減できる．

1．鼻腔前方からの出血

キーゼルバッハ部位が最も多い[1)〜5)]．バイポーラ・モノポーラ電極（図 4），アルゴンプラズマ凝固（アルゴンガスに高周波電流を流し組織を電気焼灼する），レーザーなどにより出血部位を焼灼止血する．炭酸ガスレーザーは，アレルギー性鼻

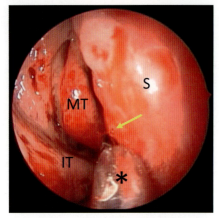

図 5. 右鼻中隔からの鼻出血
出血部位は血管瘤(→)を形成している. 吸引管(*)を接触する刺激により容易に出血する. 拍動性に出血することもある
S：鼻中隔, IT：下鼻甲介, MT：中鼻甲介

炎に対する治療には有効だが, 止血効果が弱いため鼻出血の止血には適さないとされる[2]. すでに, 止血している場合でもキーゼルバッハ部位に隆起する血管瘤や, 吸引などの機械刺激により出血する部位があれば, その部位を焼灼すると再出血が予防できる(図 5). 出血が多い症例や, 抗血栓薬の使用などにより焼灼部位周囲からも出血する症例は, over gauze coagulation(麻酔に用いたガーゼやワッテの上から焼灼する方法)[8]を行えば, 容易に出血点を圧迫しながら低温で焼灼止血できる. 焼灼止血後はそのままでも構わないが, 筆者は可吸収性止血剤であるサージセル® に抗菌薬と副腎皮質ステロイド含有の軟膏を塗布し創部を保護するようにしている.

2. 鼻腔後方からの出血

鼻腔後方からの出血は, 出血部位の同定や止血処置が難しい例が多い. そのため, 内視鏡下の処置が必要となる. 出血点を確認できても, 下鼻道, 中鼻甲介基部, 蝶口蓋孔, 蝶篩陥凹周囲からの出血の場合は, 鑷子状のバイポーラ電極では鼻中隔弯曲や鼻甲介などに干渉してしまい器具の到達が難しい. その場合には, 先端がフレキシブルのモノポーラや吸引付きバイポーラ(コブレーター)電極などを用いると焼灼できる可能性が高くなる. しかし, モノポーラは, 心臓ペースメーカー, 人工内耳埋め込み例には不可である. 出血点が同定できない場合や, 出血が多い場合は, 前述の後鼻孔パッキング, さらに外科的治療が必要となる.

薬物治療

薬物治療は補助的な位置づけと考えられるが, 止血や再出血の予防が期待できる. 血液の凝固系・線溶系を考慮する(図 6)[9]. 止血効果がある薬剤として, トラネキサム酸, カルバゾクロム, ビタミン C, ビタミン K 製剤などが一般的に処方されることが多い. トラネキサム酸は, 血栓溶解作用のあるプラスミンを阻害することにより(抗プラスミン薬), 止血効果を発揮する. トラネキサム酸の内服あるいは局所使用がオスラー病の止血薬として有効と報告されている[10)11]. カルバゾクロムは血管透過性低下や血管抵抗増加などの血管強化作用があり, 止血効果がある[12]. ビタミン C には, 血管機能強化作用がある. ビタミン K はワルファリンと拮抗するため, 心房細動など原因疾患の治療の必要性を考慮して, 各科専門医への相談が必要となる.

鼻出血の全身合併症は循環器疾患が多く, とくに高血圧が最も多いと報告され[3)~5)], 収縮期血圧が 200 mmHg を超える場合は降圧薬の点滴治療が必要となる[6]. その際には, 効果の発現の早い Ca 拮抗薬の使用が良いとされる. 高血圧は血管内側からの圧力による破綻だけでなく, 血管内皮の異常や微小血管障害, 血管凝固プロセスなどの異常も関連し, いったん出血すると止血しにくく, 再出血のリスクも高まる[13]. 抗血小板薬, 抗凝固薬などの抗血栓薬を内服していることがある. 適切な処置を行っても止血が得られない場合は, 各科専門医に相談して抗血栓薬の減量または中止を考慮する[1]. 血液疾患など出血傾向のある症例では, 高熱, 倦怠感などの全身症状, 複数にわたる出血部位, 処置による出血領域の増大をきたす場合があり注意する[14].

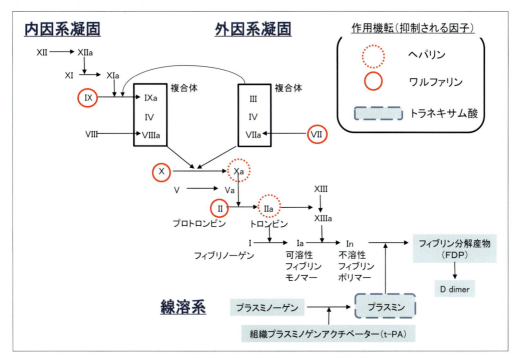

図 6. 凝固系・線溶系カスケードと拮抗薬
（都築建三：凝固能異常．耳喉頭頸，87：982-988, 2015. より改変）

鼻出血の予防

　出血の増悪因子を避ける対策が必要である[1)15)]．疲労およびストレスは，自律神経のバランスが崩れて血管周囲結合組織がぜい弱化する原因となるため，十分な睡眠をとり休養する．アレルギー性鼻炎があれば，鼻をこすらないように指導し，抗ヒスタミン薬などの薬物療法を行う．喫煙は鼻粘膜への悪影響をもたらす上に高血圧や動脈硬化のリスクとなるため，禁煙を勧める．出血を予防するといわれるビタミン A，C，K，B_2，タンニン，タンパク質の多い食物を多く摂取する．一方，出血を促すとされるカフェイン，チラミン，アルコール，ニンニク，ポリフェノールなどを避ける．

おわりに

　鼻出血に対する保存的治療について概説した．鼻出血の止血は，圧迫，焼灼が基本であり耳鼻咽喉科医として適切に対応しなければならない．鼻出血に対する薬物治療は補助的な位置づけと考えるが，止血や再出血の予防に関与する可能性がある．

文　献

1) 都築建三：Ⅲ．鼻のこと．Question 39．患者・家族への説明ガイド．耳喉頭頸，**90**(増)：122-124, 2018.
2) 鈴木元彦：難治性鼻出血．MB ENT，**205**：93-99, 2017.
3) 鈴木元彦：鼻出血の診療ポイント．耳鼻臨床，**111**：72-73, 2018.
4) Yukitatsu Y, Tsuzuki K, Takebayashi H, et al：Clinical study of 1515 Patients Presenting with Epitaxis Over the Last 6 Years. ORL J Otorhinolaryngol Relat Spec, **78**：232-240, 2016.
　Summary　鼻出血1,515症例の疫学，原疾患，合併症，止血方法，再出血例について報告している．合併症には高血圧が多く，出血部位が同定できない例に再出血が多い．
5) 安岡義人，中島恭子，村田考啓ほか：電子内視鏡で診る小児鼻出血の血管病態と止血法の工夫．小児耳，**36**：374-380, 2015.
6) 都築建三：鼻出血の初期対応とピットフォール．耳鼻臨床，**106**：94-95, 2013.
7) Virducich RA, Blanda MP, Gerson LW：Posterior epistaxis：clinical features and acute complications. Ann Emerg Med, **25**：592-596, 1995.

Summary 後方からの鼻出血で入院した患者に関する6年間の検討で，出血因子として，高血圧，鼻出血既往が多く，重度の出血の場合は48時間以内にガーゼを除去した症例に再出血が多いと結論付けた.

8) 安岡義人：止血法 Over Gauze Coagulation. 耳喉頭頸, **87**：1028-1034, 2015.

9) 都築建三：凝固能異常. 耳喉頭頸, **87**：982-988, 2015.

10) 市村恵一：オスラー病（遺伝性出血性末梢血管拡張症）の鼻出血—基礎と臨床—. 耳鼻展望, **52**：138-152, 2009.

11) Fernandez-L A, Garrido-Martin EM, Sanz-Rodriguez F, et al：Therapeutic action of tranexamic acid in hereditary hemorrhagic telangiectasia（HHT）：regulation of ALK-1/endoglin pathway in endothelial cells. Thromb Haemost, **97**：254-262, 2007.
Summary 遺伝性出血性毛細血管拡張症の鼻出血に対するトラネキサム酸の使用の臨床効果と *in vitro* での内皮細胞における効果を検討し，有用であることを報告している.

12) Passali GC, Eugrnio DC, Giovanni G, et al：An old drug for a new application：carbazo-chrome-sodium-sulfonate in HHT. J Clin Pharmacol, **55**：601-602, 2015.
Summary 遺伝性出血性毛細血管拡張症のカルバゾクロムの効果を検討し，アンケートスコアの改善，ヘモグロビン値の改善を認めたと報告している.

13) Boiko NV, Shatokhin YV：Pathogenesis of nasal bleeding in the patients presenting with arterial hypertension. Vestn Otorinolaringol, **80**：41-45, 2015.
Summary 高血圧患者で鼻出血を引き起こした鼻中隔粘膜を組織学的に調べ，血管の機械的破裂だけでなく，血管内皮，微小循環障害および血液凝固プロセスに異常があると結論づけた.

14) 岡崎 健, 都築建三, 岡 秀樹ほか：重篤な鼻出血から診断されたアグレッシブNK細胞白血病例. 耳鼻臨床, **105**：15-20, 2011.

15) 柳 清：鼻出血. 耳鼻咽喉科疾患に対する生活指導・予防・セルフケア. JOHNS, **33**：1027-1029, 2017.

◆特集・鼻出血の対処法

鼻出血に対する外科的治療

太田伸男[*1] 新川智佳子[*2] 阿部靖弘[*3] 齋藤雄太郎[*4]

Abstract 鼻出血は救急医療や耳鼻咽喉科日常診療で遭遇する頻度の高い疾患である．出血部位が後方で頻回の鼻出血を繰り返す難治性鼻出血は，患者の不安感を募らせるだけでなくQOLを著しく低下させ外科的手術が必要となる場合がある．難治性鼻出血は耳鼻咽喉科医がしばしば経験する疾患であり，日ごろからその対処法，治療法について熟知し，適切に対応する必要があると考えられる．経上顎洞顎動脈結紮術，顎動脈塞栓術および蝶口蓋動脈凝固術など様々な治療方法があるが，それぞれの治療方法の特徴を理解し選択することが重要である．鼻腔後方からの出血に対しては蝶口蓋動脈凝固切断術が有用な治療法の1つと考えられた．

Key words 難治性鼻出血(intractable epistaxis)，蝶口蓋動脈凝固切断術(sphenopalatine artery coagulation)，経上顎洞顎動脈結紮術，ハーモニック・スカルペル(Harmonic scalpel)，顎動脈塞栓術(selective embolization of maxillary artery)

はじめに

鼻出血は救急医療や耳鼻咽喉科日常診療で遭遇する頻度の高い疾患である．出血部位が前方の場合の多くは保存的治療や簡単な処置で止血できるが，外科的手術が必要となる場合がある．一方，出血部位が後方で頻回の鼻出血を繰り返す難治性鼻出血は，患者の不安感を募らせるだけでなくQOLを著しく低下させ外科的手術が必要となる場合がある．本稿では，鼻出血の治療法の中で外科的手術に的を絞り解剖，原因，具体的な症例の提示，手術の適応を含めたマネージメント，具体的な手術方法とそのコツについて概説する．

鼻腔の解剖

出血部位を確認・同定するためには鼻腔内の脈管の解剖に関する知識が重要である．鼻腔の前方を栄養しているのは，顔面動脈の枝である上口唇動脈と顎動脈の枝である大口蓋動脈でいずれも外頸動脈系で鼻腔前方の出血の原因となる．内頸動脈系の脈管である眼動脈の枝である前篩骨動脈と後篩骨動脈が鼻中隔と鼻腔側壁上方を栄養しており，鼻腔頭側の出血に関与している．また，顎動脈の枝である蝶口蓋動脈が蝶口蓋孔を通過した後に外側後鼻動脈と中隔後鼻動脈に分かれ，それぞれ鼻腔側壁と鼻腔後方を栄養するため鼻腔後方の鼻出血の原因であることが多い．

難治性鼻出血の原因

1．局　所

鼻中隔弯曲症や鼻副鼻腔腫瘍に起因する鼻出血は様々な治療抵抗性を呈することがある．前鼻鏡

[*1] Ohta Nobuo, 〒983-8512 宮城県仙台市宮城野区福室1-12-1 東北医科薬科大学医学部耳鼻咽喉科，主任教授
[*2] Shinkawa Chikako, 山形大学医学部耳鼻咽喉科・頭頸部外科
[*3] Abe Yasuhiro, 山形大学医学部耳鼻咽喉科・頭頸部外科，講師
[*4] Saito Yutaro, 東北医科薬科大学医学部耳鼻咽喉科

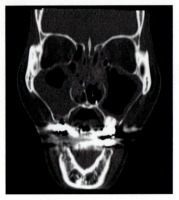
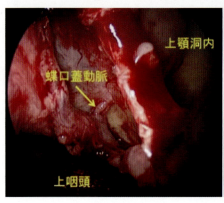
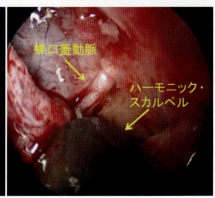

図 1. 術前副鼻腔 CT

a. 蝶口蓋動脈凝固切断術　　b. 蝶口蓋動脈凝固切断術

図 2.

や内視鏡による観察が出血部位の同定に役立つ．また，画像診断も腫瘍性病変の有無を確認するために重要である．

2. 全身性

高血圧，肝硬変，腎不全による透析，血液疾患（オスラー病，血友病，特発性血小板減少症，白血病，播種性血管内凝固症候群，骨髄異形成症候群），妊娠，抗凝固薬の内服などが原因として挙げられる．高齢者では脳梗塞，不整脈や虚血性心疾患などの基礎疾患を有するため，治療薬として抗凝固薬や抗血小板薬を服薬しているだけでなく，高血圧も合併していることもあり詳細な問診が重要である．

症例提示

症例：47 歳，女性
【主　訴】　左鼻出血
【既往歴】　アルコール依存症，うつ病
【内服薬】　ロラゼパム，テプレノン，ミドドリン，ミルタザピン
【現病歴】　第 1 病日，3 回の左鼻出血を主訴に当院救急外来を受診．受診時には止血されており，特に処置なく帰宅．第 2 病日にも 30 分程度続く左鼻出血を 3 回認め，近医を受診しようとしたところ，玄関先で意識消失，当院へ救急搬送された．当院到着時には意識清明，鼻出血は止まっていたが，キーゼルバッハ部位に出血点はなく，中鼻道に凝血塊を認め，蝶口蓋動脈領域からの出血が疑われたため，軟膏ガーゼを挿入し帰宅となった．しかし第 3 病日に再び左鼻出血を認め救急受

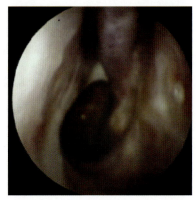

図 3. 蝶口蓋動脈凝固切断術後 8 週

診．ガーゼを抜去し観察すると左中鼻道後方に凝血塊を認め，再び軟膏ガーゼを挿入．血液検査上，第 1 病日には 10.7 mg/dl であったヘモグロビン値が 7.3 mg/dl にまで減少し，安静，経過観察目的に入院となった．入院後もさらに出血を繰り返し，Foley カテーテル，軟膏ガーゼによる圧迫止血を試みたが，その後も出血を繰り返した．いずれの出血の際もキーゼルバッハ部位からの出血ではなく，中鼻道に多数の凝血塊を認めることから，蝶口蓋動脈領域からの出血と考えられた．第 6 病日，ヘモグロビン値がさらに 5.1 mg/dl にまで減少し，圧迫止血では止血困難と考えられ，蝶口蓋動脈凝固切断術の適応と判断した．同日，全身麻酔下に蝶口蓋動脈凝固切断術，粘膜下下鼻甲介骨切断術を施行し，術中赤血球濃厚液を 2 単位輸血した（図 1, 2）．手術時間は 38 分，出血量は少量であった．術後は鼻出血を認めず，術後 7 日目に鼻内タンポンを抜去．術後 11 日目に退院と

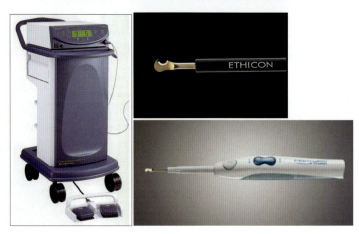

図 4.
 a：ハーモニック・スカルペル
 b：フック型ブレード
 c：シナジー

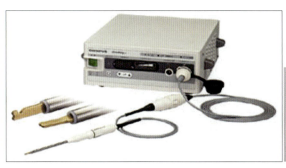

a．ソノサージ

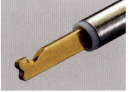

b．フック型ブレード

図 5.

なった．現在，出血は認められない（図3）．

蝶口蓋動脈凝固切断術の具体的な方法

蝶口蓋動脈凝固切断術はジョンソン・エンド・ジョンソン社フック型ハーモニック・スカルペルを用いている（図4）．ハーモニック・スカルペルは凝固と切断を同時に行うことが可能であり，また超音波振動を用いているため，電気凝固などと比べて周囲に熱伝導による影響を与えないという特徴がある．

まず始めにそのワーキングスペースを作るために必要があれば鼻中隔矯正術，その後に粘膜下下鼻甲介骨切除術を施行する．その後，上顎洞自然孔を開放する．これは術前・術後の鼻内パッキングによる上顎洞炎を防止する目的である．次に，上顎洞自然口の後端からさらに後方に蝶口蓋孔に向かって骨膜下に粘膜弁を挙上していくと，蝶口蓋孔から出る索状物が確認できる（図2-a）．これが蝶口蓋動脈である．十分に粘膜弁を挙上した後に，蝶口蓋動脈にハーモニック・スカルペルのフック型のブレードを掛け，凝固切断を行う（図2-b）．凝固切断した際に断端が蝶口蓋孔へ陥入することを防ぐため，切断はなるべく遠位部で行うことが大切である．最後に粘膜弁を蝶口蓋孔に被覆し鼻内をパッキングする．粘膜弁で十分な被覆ができない場合には，酸化セルロースを留置する．ソノサージでも同様の処置が可能である（図5）．超音波凝固装置以外にバイポーラや高周波電気メスも使用可能であるが，器具の取り回しや周囲組織への放電の問題から超音波凝固装置が最も簡便でかつ安全である．超音波凝固装置のハーモニック・スカルペルとソノサージのそれぞれの特徴について表1に示す．

表 1．ソノサージとハーモニック・スカルペルの比較

	ソノサージ	ハーモニック・スカルペル
出力設定	10〜100％の10段階	1〜5の5段階
周波数	47 KHz	55 KHz
太さ	3.8 mm	5 mm
ブレード重さ	68 g	112 g
ブレード価格	15万円	3万3千円
使用可能回数	20〜50回	1回

表 2. 出血部位と基礎疾患別の
再出血率

出血部位	全体
キーゼルバッハ	15%（31/202）
上鼻道・嗅裂	50%（3/6）
中鼻道	11%（1/9）
下鼻道側壁	56%（5/9）
下鼻甲介後端	24%（4/17）
不明	15%（6/41）
基礎疾患	
アレルギー性鼻炎	17%（2/12）
高血圧	25%（14/55）
糖尿病	14%（1/7）
心疾患	63%（5/8）
血液疾患	13%（1/8）

表 3. 鼻出血症例の特徴

鼻出血症例：1,632 例　　　　　高齢者（65 歳以上）
　1）キーゼルバッハ部位　66.7%　⇒　42.9%
　2）下鼻甲介後端　　　　6.9%　⇒　12.7%
　3）嗅裂　　　　　　　　0.7%　⇒　4.8%
入院治療を要した患者は高齢者が多い．
①高血圧
　受診時の平均血圧：164/98 mmHg
　75.1%は鼻出血の治療後に高血圧症の治療を要した．
②易出血性
　慢性腎不全：透析
　抗凝固薬：脳梗塞後遺症　虚血性心疾患
　　　　　　胸部外科の術後

蝶口蓋動脈凝固切断術の適応

　蝶口蓋動脈凝固切断術の適応として当然のことながら出血部位が蝶口蓋動脈領域と考えられることである．蝶口蓋動脈は顎動脈より分岐し，鼻腔後方2/3を栄養する．臨床的には中鼻道後方に凝血塊が多く存在し，キーゼルバッハ部位からの出血ではない場合，蝶口蓋動脈領域からの出血を疑う．また，難治性の鼻出血である点も重要な条件で，経験のある熟練した耳鼻科医の止血処置にも抵抗し，頻回に鼻出血を繰り返すような難治性鼻出血の症例が適応である．さらには抗血小板薬や抗凝固薬を内服している場合，高血圧を合併する症例など止血に難渋することが予想されるケースも本術式の適応といえる．

難治性鼻出血のマネージメント

　鼻腔後方からの出血は，前方からの出血に比較して出血点の確認や止血処置が困難であることが多い．特に高度の鼻中隔弯曲症や鼻粘膜腫脹を認める場合には，止血処置どころか観察するにも難渋する．また，一時的に止血できた場合でも出血部位や基礎疾患の有無とその疾患によってはかなり高率に再出血することが知られている（表2）．また，出血部位としてキーゼルバッハ部位からの出血が多いが，①65歳以上の高齢者では鼻腔後方からの出血の頻度が高くなること，②受診時の血圧が高い傾向があること，③入院加療後に高血

圧症の治療を要するケースが多いこと，以上のことから入院加療を要する症例は高齢者が多い傾向がある（表3）．したがって，外来受診した患者で鼻腔後方からの出血のコントロールが困難なケースは入院の適応となる．この際には，第1段階の処置として後鼻タンポンを挿入して止血を図る．我々は導尿用バルーン（Foley）カテーテルを用いている．バルーン部に蒸留水を注入すると同時に前方には抗生剤（テラマイシンなど）軟膏塗布ガーゼを充填し止血を行う．経耳管的な中耳合併症やカテーテル固定時に鼻翼の損傷に注意を払うことが肝要である．しかし，バルーンの形状や鼻腔形態によっては十分な圧迫効果が得られず完全な止血に至らないことがある．このような場合には，患者家族に難治性鼻出血で追加の処置が必要であることを説明し外科的治療に踏み切ることになる．後鼻タンポンは患者への負担が大きいためなるべく短期間にするように配慮すべきである．

難治性鼻出血に対する観血的治療の比較

　提示した症例のような耳鼻科医の止血処置にも抵抗する難治性鼻出血の症例に対して，これまで経上顎洞顎動脈結紮術やカテーテルを用いた顎動脈塞栓術が行われてきた．顎動脈結紮術は比較的低侵襲で行える手術だが，出血性基礎疾患のある患者や急性上顎洞炎を併発している患者には施行できず，歯齦部切開に伴う峡部のしびれなどの合併症は発生する可能性がある．また，顎動脈塞栓

表 4. 各治療法の利点

経上顎洞顎動脈結紮術	顎動脈塞栓術	蝶口蓋動脈凝固術
・手技が比較的容易 ・術後瘢痕なし ・血栓の内頸動脈への逆流がない	・出血部位の確認が困難な場合に有効 ・鼻腔以外の出血源の可能性もある場合で有効 ・緊急でも施行可能 ・出血側の同定が困難な場合 ・顎動脈血栓術後症例でも可能	・手技が比較的容易で低侵襲である ・重篤な合併症が少ない

表 5. 各治療法の問題点

経上顎洞顎動脈結紮術	顎動脈塞栓術	蝶口蓋動脈凝固術
・上顎洞の発育が悪い症例，上顎洞内肉芽充満例では操作が困難 ・出血性素因を伴う全身疾患を伴う例には禁忌 ・急性副鼻腔炎のある症例では禁忌	・放射線科の協力や造影施設が必要 ・内頸動脈領域の出血に施行できない ・血管の走行異常などにより，顎動脈にカテーテルが入らないことがある	・患側鼻内が狭い症例には適さない

表 6. 各治療法の合併症

経上顎洞顎動脈結紮術	顎動脈塞栓術	蝶口蓋動脈凝固術
・下眼窩神経の障害 ・上顎瘻孔の形成	・上行咽頭動脈の閉塞による扁桃肥大，気道閉塞 ・舌動脈閉塞による舌萎縮 ・顔面知覚異常 ・咬筋の緊張性痙攣	・鼻内痂皮 ・萎縮性鼻炎 ・歯，上口唇，口蓋のしびれ ・急性副鼻腔炎 ・鼻中隔穿孔
再出血率：12%	再出血率：20%	再出血率：13% （clipping 術での報告）

術は放射線科医の協力が必要であり，造影設備も必須であることから施行できる施設が限られ，脳梗塞や血管内膜損傷などの重篤な合併症が発生しうるという欠点がある．内視鏡下鼻副鼻腔手術が鼻手術の主流となる中，我々は後鼻神経切断術に準じた内視鏡下蝶口蓋動脈凝固切断術を施行している（図1〜3）．本術式は比較的低侵襲であり，重篤な合併症が少ないという特徴がある．合併症として，我々は術後ガーゼ挿入によると思われる急性上顎洞炎を起こした症例を経験したが，それ以外大きな術後合併症は経験していない．また，血管の再開通を防ぐ目的で凝固のみならずクリッピングを行うという報告も散見される．経上顎洞顎動脈結紮術，顎動脈塞栓術および蝶口蓋動脈凝固術の各治療法の特徴について表4〜6に簡潔にまとめた．

まとめ

難治性鼻出血は耳鼻咽喉科医がしばしば経験する疾患であり，日ごろからその対処法，治療法について熟知し，適切に対応する必要があると考えられる．鼻腔後方からの出血に対しては蝶口蓋動脈凝固切断術が有用な治療法の1つと考えられた．

参考文献

1) 夜陣紘治，立川隆治：鼻出血の手術治療．JOHNS, **16**(10)：1629-1633, 2000.
2) Cullen MM, Tami TA：Comparison of internal maxillaryartery ligation versus embolization for refractory posterior epistaxis. Otolaryngol Head Neck Surg, **188**(5)：636-642, 1998.
3) 鈴木正宣，大谷文雄，村松道哉ほか：反復性鼻出血に対する内視鏡下蝶口蓋動脈結紮術施行例の検討．耳喉頭頸，**82**(1)：67-72, 2010.
4) 新川智佳子，太田伸男，稲村和俊ほか：内視鏡下蝶口蓋動脈の有効性．日鼻誌，**49**：501-506, 2010.
　　Summary　難治性鼻出血例に対して内視鏡下蝶口蓋動脈の凝固切断術を施行した．その結果，顎動脈結紮術，顎動脈塞栓術と同等の有効性が認められた．
5) 阿部靖弘，太田伸男，新川智佳子：止血法　蝶口蓋動脈凝固術．耳喉頭頸，**87**(12)：1024-1027, 2015.
6) 鈴木元彦：難治性鼻出血．MB ENT, **205**：93-99, 2017.

好評

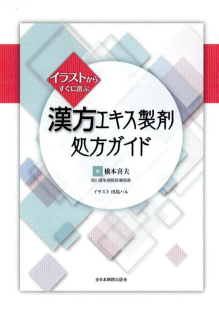

イラストからすぐに選ぶ
漢方エキス製剤処方ガイド

著：**橋本喜夫** 旭川厚生病院診療部長　イラスト：**田島ハル**
2018年4月発行　B5判　280頁　定価(本体価格 **5,500**円+税)

構成生薬は？ その効能は？
方剤選択のポイントは？ 重要な所見は？

これから漢方エキス製剤の処方を学びたい方でも、
イラスト、重要な生薬効能、そして全256症例の紹介で、
簡単に理解を深めることができます。
用語解説付きですぐに役立つ、すべての医師必携の一冊です！

目次（一部）

[1] **葛根湯**
　　汗の出ない感冒，上半身の疼痛，上半身の炎症に使用せよ
[2] **葛根湯加川芎辛夷**
　　蓄膿症や鼻閉感に使用すべき
[3] **乙字湯**
　　痔疾患なら第一選択
[5] **安中散**
　　胃の痛みや生理痛に使用すべし
[6] **十味敗毒湯**
　　これといった特徴のない湿疹・蕁麻疹には第一選択
[7] **八味地黄丸**
　　腎虚（老化）と思ったらまず第一選択に
　　……(全128製剤)
本書を読むために（理解を深めるために）
テクニカルターム（用語）解説
漢方エキス製剤索引・生薬名一覧

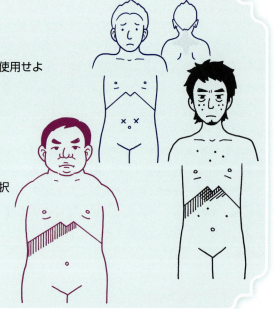

 全日本病院出版会
〒113-0033 東京都文京区本郷 3-16-4　Tel:03-5689-5989
http://www.zenniti.com　　　　　　　Fax:03-5689-8030

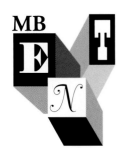

◆特集・鼻出血の対処法
鼻出血と全身疾患

井上なつき[*1] 吉川 衛[*2]

Abstract 鼻出血は耳鼻咽喉科の外来診療で頻繁に遭遇する疾患であり，多くは特発性で局所的な要因による出血である．しかし，中には全身的要因により反復性鼻出血をきたすこともあり，このような全身疾患の一症状としての鼻出血の場合は，止血困難で全身管理を要する場合もある．

　本稿では鼻出血と関連する全身疾患を提示する．鼻出血を初発症状として耳鼻咽喉科を初診する患者の中に，未診断の重要な疾患が隠れている可能性があることを忘れてはならない．血液疾患は血液検査でのスクリーニングが重要であり，オスラー病などの遺伝性疾患や薬剤による鼻出血は，病歴聴取が有用である．オスラー病は反復性かつ難治性の鼻出血を呈することがあり，耳鼻咽喉科を繰り返し受診する患者も少なくない．2015年に指定難病に認定され診断基準は確立されたが，未だ確実な止血方法はなく，投薬や局所療法など様々な治療法が試みられている．

Key words 鼻出血（epistaxis），全身疾患（systemic disease），オスラー病（hereditary hemorrhagic telangiectasia；HHT），出血傾向（bleeding tendency），出血素因（bleeding diathesis）

はじめに

　鼻出血は耳鼻咽喉科診療において日常的に遭遇する疾患であり，昼夜を問わず小児から高齢者まで幅広い年齢層の患者が鼻出血を主訴に受診する．診察時に既に止血されていることも多いが，大量出血を反復するような重症例もあり，状況に応じた対応が求められる．鼻出血の原因の多くは本態性だが，他には局所的要因，全身的要因，薬剤性要因，環境要因などが挙げられ，止血操作と同時に系統立てた問診が重要であり，患者情報は止血処置の参考になる場合もある．

　出血性素因を有する患者は止血困難な出血を繰り返していることも少なくないため，出血そのものが日常生活に支障をきたしたり，出血を恐れて不安を抱く生活を余儀なくされることもある．中には，出血が遷延し，全身状態の悪化に伴う全身管理を要することもあり，他科との連携が望ましい場合もある．

　また，鼻出血を初発症状として全身疾患が発見される場合もあるため，我々耳鼻咽喉科医が出血素因に関する知識を持ち合わせていることは，原疾患の早期診断に繋がる可能性がある．

　本稿では，難治性鼻出血の代表疾患であるオスラー病をはじめ，全身疾患や問診のポイントなどについて概説する．

鼻出血を引き起こす全身疾患

　鼻出血は鼻・副鼻腔の粘膜や血管の破綻により生じるが，その原因には，局所的要因と全身的要因および特発性が考えられる．鼻出血の70％が特発性とされており[1]，正常の止血能を有していれば予後は良好である．全鼻出血の中で，全身的要因に伴う出血の割合は多くはないが，難治性鼻出血は患者背景に全身疾患を伴うこともある．出血傾向を呈する患者は，鼻出血以外の出血を合併す

[*1] Inoue Natsuki，〒153-8515　東京都目黒区大橋 2-22-36　東邦大学医療センター大橋病院耳鼻咽喉科，助教
[*2] Yoshikawa Mamoru，同，教授

表 1. 鼻出血をきたしやすい全身的要因

全身的要因による鼻出血の中には全身疾患の他，薬剤性によるものや，月経や妊娠と
いった疾患以外の状態も含まれる．また，要因は単独ではなく重複する場合もある

全身疾患
 1．血液疾患
  1）血小板異常：血小板減少性紫斑病，血小板無力症，再生不良性貧血，白血病
  2）凝固・線溶系の異常：血友病，von Willebrand 病
 2．血管病変：オスラー病，Ehlers-Danlos 症候群，アレルギー性紫斑病
 3．代謝性疾患：肝硬変，腎不全，糖尿病
 4．循環器疾患：高血圧，内頸動脈瘤破裂
 5．悪性腫瘍の骨髄転移
 6．感染症
 7．放射線障害
 8．ビタミン欠乏(C，E，K)
薬　剤
 1．抗血栓薬：抗凝固薬，抗血小板薬，血栓溶解薬
 2．NSAIDs
 3．ステロイド長期投与
その他
 1．月経関連：月経前症候群(PMS)，月経時の代償性鼻出血
 2．妊娠，分娩
 3．興奮，入浴，運動

る可能性があり，対応の遅れが重篤な状態を招く危険性を秘めているため，原因となる疾患や病態を把握しておく必要がある．

　まず正常の止血機構では，血小板の凝集による一次止血と，凝固因子の活性化によりフィブリンが沈着する二次止血が起こり，同時に過凝固を防ぐ凝固抑制物質や線溶系による調節が働く．出血傾向の場合は，出血の原因が血管系，血小板系，凝固・線溶系のいずれかに起因するのか機序を考えながら診療にあたるが，必ずしも原因は単一であるとは限らない点に注意する．播種性血管内凝固症候群(disseminated intravascular coagulation；DIC)のように，二次的や複合的な血液凝固異常による出血の場合もある．さらに，病態が重複していたり，経過中に病態が移行することもある．血小板については，他の止血機構に異常がない場合，血小板数が 2～3 万/μl 以上であれば日常生活で出血症状をきたさないこともあるが，年齢により異なり，高齢者では血管壁の脆弱性が増しているため若年者より出血しやすい．

　表 1 に，鼻出血をきたしやすい全身的要因を挙げた．血液疾患の初発症状は鼻出血が多く，生命予後にかかわる重要な疾患である．皮下や口腔粘膜からの出血のエピソードを伴うことがあり，小児期に発症することも少なくない．オスラー病は家族性かつ難治性の鼻出血を繰り返し，耳鼻咽喉科診療で重要な疾患であることから，詳細については後述する．肝機能障害は凝固因子が低下し，門脈圧亢進から血小板減少をきたすため，出血傾向を示す．特に肝硬変に至ると食道静脈瘤破裂を合併するなど，重篤化しやすい．高血圧症自体が鼻出血を起こすというエビデンスは乏しいが[2]，血圧が高い患者は他の要因で鼻出血をきたした際に止血困難になることは明らかであり，遷延や反復を避けるためには日常の血圧コントロールも重要である．他にも，薬剤性鼻出血は重要であり，原因薬剤としては抗血栓薬が多い．心疾患や脳血管疾患の患者の増加と高齢化のため，薬剤性鼻出血にはしばしば遭遇する．原因薬剤の中止で鼻出血の頻度は低下すると考えられるが，中止により心筋梗塞や脳梗塞などの重篤な疾患を招く可能性があるため，患者には自己判断で休薬しないように指導する．鼻粘膜の乾燥などの局所的要因も考えられる場合は，休薬以外の出血予防策を講じる．やむを得ず休薬を検討する場合は，内科医と相談のうえ，リスクとベネフィットを考慮する．また，NSAIDs の連用やステロイドの長期投与でも鼻出血を認めることがある．女性特有の鼻出血

表 2. オスラー病臨床診断のための Curaçao 基準

基準	詳細
鼻出血	自発性かつ再発性の出血
末梢血管拡張症	多発性で，特徴的部位（口唇，口腔，手指，鼻腔）にみられる
内臓病変	胃腸の末梢血管拡張症，肺・肝臓・脳・脊髄の動静脈奇形
家族歴	1 親等の上記家族歴

確定：3 項目以上を満たす
疑い：2 項目を満たす
可能性は低い：1 項目以下
遺伝子検査で原因遺伝子が証明されれば，臨床診断とは無関係に確定診断となる

（文献 4 より一部改変）

としては，病態の詳細については明らかになっていないが，月経前症候群（premenstrual syndrome；PMS）の一症状としての鼻出血や，月経の代償としてみられる代償性鼻出血があり，妊娠は循環血液量の増加や凝固系の亢進などから出血傾向を呈する．さらに，興奮，入浴，運動などといった心身の活動によっても出血が促されることがある．また，以上のような因子は単独とは限らず，複合していることも少なくない．

　オスラー病（遺伝性出血性末梢血管拡張症：hereditary hemorrhagic telangiectasia；HHT）は，反復する鼻出血，皮膚粘膜の末梢血管拡張，内臓病変（動静脈奇形），常染色体優性遺伝を 4 徴候とする全身性血管疾患で，2015 年に指定難病に認定された疾患である[3]．表 2 に，オスラー病の臨床診断基準を示す[4]．末梢血管の拡張や出血部位は多臓器に及ぶため，患者は内科や脳外科，小児科，皮膚科，歯科など他科も受診する．初発症状は鼻出血が半数以上を占め[5]，患者の 90% 以上が鼻出血症状を伴うことから[6]，未診断のオスラー病患者が耳鼻咽喉科を受診する可能性は高いと推測できる．耳鼻咽喉科領域では，鼻腔や口腔粘膜に点状の発赤が散在し，血管拡張像を確認できる．顔面や手指の皮膚にも認めることがある．鼻出血は診断基準の中で重要な症状であり，重症度分類も用いられている（表3）[7]．オスラー病は患者数が多くはないこと，複数の診療科を受診する可能性が高いことなどから，専門の診療科が明確ではない現状がある．また，家族性の難治性鼻出血として知られているため，家族歴の聴取が重要である．責任遺伝子として *ENG*（*Endoglin*），*ACVRL1/ALK1*，*SMAD4* の 3 つが確認されてい

表 3. オスラー病の鼻出血の重症度分類
鼻出血の重症度（3 ヶ月間の平均）

	頻度	持続時間	程度
軽症	週 1 回未満	<5 分	軽症（にじみ出る）
中等症	週 1 回以上	<15 分	中等症（あふれ出る）
重症	週 2 回以上	>15 分	重症（貧血あり，輸血歴あり）

頻度，持続時間，程度の中で，最も重い重症度基準を満たすグレードを選択して，鼻出血全体の重症度とする

（文献 7 より引用）

る[8]~[10]．表 2 の臨床診断とは別に遺伝子検索で特定されれば，確定診断される．有病率は 5,000～8,000 人に 1 人と推計されていることから[11]，止血困難な鼻出血として遭遇する機会が稀ではないと考えられる．

全身疾患に伴う鼻出血の診療

1．問　診

　全身疾患に伴う鼻出血を診察するポイントは，生命予後にかかわる重篤な疾患の可能性と，鼻出血を初発症状とする頻度が高い疾患を鑑別することである．全身疾患による鼻出血では他の症状も伴うことがあり，問診が非常に重要である．既往や投薬歴の他，出血の誘因，家族歴，鼻出血の頻度，持続時間，量，部位について問診を行う．採血後の止血困難や他部位からの出血の有無についての情報は，診断上有用となる場合があるが，患者自ら訴えることは多くないため，医師から積極的に質問すべきである．感染症由来では，随伴症状（発熱，感冒症状，皮疹など）の有無や渡航歴がポイントである．小児や高齢者などで患者に直接問診ができない場合は，家族のみならず，養育者や介護者からの情報も収集するとよい．鼻出血の

原因になるような全身疾患があれば，各診療科（血液内科や小児科など）と連携しながら治療を行っていく．

小児の鼻出血はしばしば経験するが，感冒やアレルギー性鼻炎に伴うものが主であり，成人の鼻出血と特徴が異なる．5歳までに30%が鼻出血を起こすが[12]，2歳以下の鼻出血の頻度は1万人に1人程度と非常に稀であり診療の機会も少ないため[13]，2歳以下の鼻出血を診察する際は，小児科との併診を考慮する．特に新生児，乳児でビタミンK欠乏症による鼻出血が否定できない場合は，頻度の高い消化管出血や予後不良の頭蓋内出血の合併の可能性も考える必要がある．

2．緊急性の評価

出血が落ち着いている場合には先に述べた問診が可能だが，全身疾患に伴う鼻出血は大量あるいは反復性であることも多く，詳細な問診の前に止血処置を開始しなければならないことも多い．

大量出血の場合は，貧血による出血性ショックや凝血塊による気道閉塞の予防のため，まずはバイタルサインと気道を確認する．大量出血時には，貧血，脱水，腎機能障害，低酸素血症，高炭酸ガス血症，出血性ショック，気道閉塞，血液誤嚥による嚥下性肺炎などの重篤な合併症に注意する．出血が多い場合，再出血の可能性が高い場合などは，全身状態が安定していても入院での観察を検討する．止血処置に難渋する場合や全身状態不良例は，躊躇せずに他科の医師に応援を要請し，局所治療と全身管理を並行して行う．

3．診 断

大量出血時には貧血や脱水の程度の把握のために血液検査を施行する．血液疾患による血小板異常，凝固異常，線溶系異常などを否定できない場合は，血算，生化学検査の他，凝固・線溶系，出血時間の測定も追加する．また，肝機能障害，血球貪食症候群，悪性腫瘍，感染などから二次性に血液異常が起こり，出血が遷延している可能性も考える．異常所見の判断に迷う場合には，貧血や脱水の補正後に精査を行う．

4．治 療

具体的な止血処置については他稿に譲るが，全身疾患に伴う鼻出血で反復性に大量出血する場合は，より確実な止血手段が選択されるべきである．一次止血後，準緊急的に全身麻酔下にて止血処置(塞栓術，蝶口蓋動脈結紮(切断)術，顎動脈結紮(切断)術など)を追加することもある．

オスラー病患者は，刺激に対して容易に血管が破綻しやすいこと，反射性血管収縮が起きにくいことから，止血方法としては圧迫や凝固が有効であり，動脈性の出血は少ない特徴がある[14]．様々な止血方法が試みられているが確実な止血効果を認めた報告は少なく，重症度に応じて治療法を選択する．軽症や中等症の処置としてパッキングや鼻粘膜焼灼に加えて，鼻出血の回数や量が減少する効果を認めたとして，全身療法としての抗エストロゲン製剤[15]やトラネキサム酸[16]の投与，局所療法として超音波凝固切開装置での有用性も報告されている[17]．重症例に施行される皮膚粘膜置換術も効果は一時的とされ，気流刺激だけで出血する最重症例に外鼻孔閉鎖術が施行されることもあるが確実に止血できるとも限らず[14]，侵襲性を伴う手術療法は適応の判断が難しい．止血処置後，短時間で再出血の可能性が懸念される場合には，入院による経過観察も検討する．患者の全身状態の他，疲労や不安も鑑みて考慮する．

血液疾患の治療として抗癌剤やステロイドの全身投与，造血幹細胞移植などを行うと，治療に伴って新たに鼻出血のリスクが増加することもある．血液疾患以外でも原疾患の治療中に鼻出血を繰り返す可能性があり，慎重に経過を観察する．

おわりに

鼻出血患者の中には，出血性素因を有していることがある．難治性・反復性出血の場合は，全身疾患による出血の可能性も念頭におき，精査と治療を並行して進めるべきである．また，鼻・副鼻腔領域以外の出血や合併症などにより，重篤化する可能性もあるため，他科と連携した診療が求められる．

文　献

1) 奥野敬一郎：全身性疾患と鼻出血．JOHNS，**21**：969-971，2005．

2) Min HJ, Kang H, Choi GJ, et al：Association between hypertension and epistaxis：Systematic review and meta-analysis. Otolaryngol Head Neck Surg, **157**：921-927, 2017.
   Summary システマティック・レビューのメタ解析で，高血圧は鼻出血のリスク因子であったが，両者の因果関係は結論付けられなかった．

3) 塩谷隆信：オスラー病の現状：診断と治療．新薬と臨牀，**65**：1199-1205，2016．
   Summary オスラー病の有病率は5,000〜8,000人に1人と推計され，2015年に指定難病に認定された．各臓器で重篤な合併症を引き起こすこともある．

4) Faughnan ME, Palda VA, Garcia-Tsao G, et al：International guidelines for the diagnosis and management of hereditary haemorrhagic telangiectasia. J Med Genet, **48**：73-87, 2011.

5) Reilly PJ, Nostrant TT：Clinical manifestations of hereditary hemorrhagic telangiectasia. Am J Gastro, **79**：363-367, 1984.

6) Komiyama M, Terada A, Ishiguro T, et al：Neuroradiological manifestations of hereditary hemorrhagic telangiectasia in 139 Japanese patients. Neurol Med Chir, **55**：479-486, 2015.

7) 井之口　豪，高原慎一，藤尾久美ほか：遺伝性血管性毛細血管拡張症関連鼻出血．耳喉頭頸，**87**：996-1002，2015．

8) McAllister KA, Grogg KM, Johnson DW, et al：Endoglin, a TGF-beta binding protein of endothelial cells, is the gene for hereditary haeomorrhagic telangiectasia type 1. Nat Genet, **8**：345-351, 1994.

9) Johnson DW, Berg JN, Baldwin MA, et al：Mutations in the activin receptor-like kinase 1 gene in hereditary haemorrhagic telangiecta-sia type 2. Net Genet, **13**：189-195, 1996.

10) Gallione CJ, Repetto GM, Legius E, et al：A combined syndrome of juvenile polyposis and hereditary haemorrhagic telangiectasia associated with mutations in MADH4(SMAD4). Lancet, **363**：852-859, 2004.

11) Dakeishi M, Shioya T, Wada Y, et al：Genetic epidemiology of hereditary hemorrhagic telangiectasia in a local community in the northern part of Japan. Hum Mutat, **19**：140-148, 2002.

12) Petruson B：Epistaxis in childhood. Rhinology, **17**：83-90, 1979.

13) McIntosh N, Mok JY, Margerison A：Epidemiology of oronasal hemorrhage in the first 2 years of life：implications for child protection. Pediatrics, **120**：1074-1078, 2007.

14) 市村恵一：オスラー病を疑うコツと鼻出血への対応の要諦．日鼻誌，**57**：107-109，2018．

15) Yaniv E, Preis M, Hadar T, et al：Antiestrogen therapy for hereditary hemorrhagic telangiectasia：double-blind placebo-controlled clinical trial. Larungoscope, **119**：284-288, 2009.
   Summary オスラー病患者の二重盲検法で，タモキシフェン投与群10人はプラセボ群11人に比べ，鼻出血が有意に減少した．

16) Sobba C, Gallitelli M, Palasciano G：Efficacy of unusually high dose of tranexamic acid for the treatment of epistaxis in hereditary hemorrhagic telangiectasia. N Engl J Med, **345**：926, 2001.

17) 元山智恵，松脇由典，大櫛哲史ほか：Osler病の鼻出血に対するNBIおよび超音波凝固切開装置ソノサージ®を用いた凝固療法について．耳展，**52**：448-455，2009．
   Summary レーザー治療無効のオスラー病患者4症例の鼻粘膜にNBI併用ソノサージ®を用いたところ，全例で鼻出血の改善を認めた．

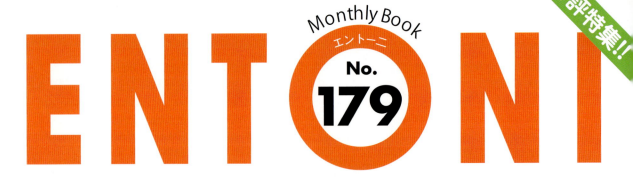

Monthly Book ENTONI エントーニ No.179

好評特集!!

2015年4月増刊号

診断・治療に必要な
耳鼻咽喉科臨床検査
― 活用の point と pitfall ―

■ 編集企画　村上信五（名古屋市立大学教授）
190頁，定価（本体価格 5,400円＋税）

日常診療でよく遭遇する疾患の鑑別や治療方法の選択に必要な検査をピックアップし，その症例を提示し，実践的な活用法，検査方法，解釈の point と pitfall について解説！！

☆ **CONTENTS** ☆

乳幼児・小児難聴の早期診断と鑑別 up to date ……………………………増田佐和子	耳管機能検査の使い分け…………………大島　猛史
混合性難聴の鑑別………………………渡辺　知緒ほか	顔面神経麻痺の重症度と予後診断………萩森　伸一
内耳性難聴と後迷路性難聴の鑑別………吉田　尚弘	味覚障害の診断……………………………任　　智美
詐聴，機能性難聴を如何にして見抜くか………和田　哲郎ほか	嗅覚障害の診断……………………………小林　正佳
変動する感音難聴の鑑別…………………神崎　　晶	睡眠時無呼吸症候群………………………澤井　理華ほか
耳鳴の重症度診断と治療に必要な検査……高橋真理子	声帯麻痺のない嗄声の診断………………田口　亜紀
めまいの病巣診断…………………………岩﨑　真一	一側性声帯麻痺の原因診断………………片田　彰博
赤外線フレンツェル眼鏡と ENG の使い分け…北原　　糺	経口摂取判断のための嚥下機能検査……兵頭　政光
良性発作性頭位めまい症（BPPV）の病変部位診断……池宮城芙由子ほか	慢性咳嗽の鑑別……………………………内藤　健晴
蝸牛水腫および内リンパ水腫の診断………曾根三千彦	唾液腺水腫の鑑別…………………………野村　一顕ほか
肉芽性中耳炎の鑑別………………………岸部　　幹	咽喉頭炎の鑑別……………………………余田　敬子
	口腔・咽頭・喉頭の表在癌の早期診断……杉本　太郎ほか
	頭頸部腫瘍の穿刺細胞診…………………花井　信広

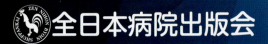

〒113-0033 東京都文京区本郷 3-16-4
Tel：03-5689-5989　　Fax：03-5689-8030

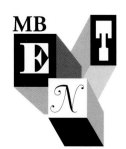

◆特集・鼻出血の対処法
鼻出血の診療において必要な血液検査

村嶋智明*

Abstract 鼻出血患者が耳鼻咽喉科を受診する際には止血困難であることが少なくなく，止血に難渋する場合は採血による貧血の把握や原因としての出血素因の検索が必要となる．輸血が必要な場合，消化管出血ではトリガー値として Hb 7 g/dl を推奨しており，鼻出血において参考にすべきである．出血素因を調べるスクリーニング検査として，血小板数，APTT，PT-INR，フィブリノゲン定量，FDP や D-dimer が有用である．また，血液飛沫曝露による感染症のリスクがあるため，血液を介して感染しうる感染症(HBV，HCV，HIV，梅毒)の検査が必要である．

Key words 血液検査(blood test)，貧血(anemia)，輸血の適応(adaptation for blood transfusion)，出血素因(hemorrhagic diathesis)，感染症(bloodborne infection)

はじめに

鼻出血は診療以外の日常生活はもちろん，メディア媒体での描写を目にすることも多く，耳鼻咽喉科領域の中で最も認知度の高い疾患の1つであるといっても過言ではない．鼻出血における止血の基本は圧迫止血であるが，患者が耳鼻咽喉科を受診した際には圧迫止血のみでは十分な止血が得られないことも多い．そのため，耳鼻咽喉科医は止血にかかわる手技の修得は勿論のこと，諸検査に関する知識も携えていなければならない．この稿では，鼻出血の診療において必要な血液検査について述べる．

鼻出血における血液検査の意義

鼻出血における血液検査の意義は，① 多量出血時の貧血の評価(輸血の適応の判断)，② 凝固能の評価(出血素因の検索)である．また，止血処置中の血液飛沫の曝露も少なくないため，可能であれば対応前に HBV，HCV，HIV や梅毒などの，血液を介して感染しうる感染症の有無は把握しておくべきである．

出血後の貧血の評価と輸血の適応

鼻出血の際，その出血量は詳細な問診でも把握には至らないことが多い．反復症例や，長時間止血困難である症例では，状況に応じて血液検査による貧血の評価や輸血の適応を検討する必要がある．

1．貧血の評価

貧血の評価にはヘモグロビン(血色素，Hb)値(以下，Hb)を用いる．正常成人における Hb 値正常値は男性 14.0～18.0 g/dl，女性 12.0～16.0 g/dl であり，WHO[1]では男性 13.0 g/dl 未満，女性 12.0 g/dl 未満を貧血と定義している．しかし，実際に基準値を下回るときは過去の検査データと比較することも重要であり，前回よりも 10% 以上低下していれば貧血の手掛かりとなる．

2．輸血の適応

鼻出血で輸血に至る頻度はそう高くはないものの，時には出血性ショックをきたすような鼻出血症例に遭遇することもあり，輸血の基準は是非

* Murashima Tomoaki，〒 470-1192　愛知県豊明市沓掛町田楽ケ窪 1-98　藤田医科大学耳鼻咽喉科学教室，助教

知っておくべきである．輸血に関して，厚生労働省は1999年に「血液製剤の使用指針」および「輸血療法の実施に関する指針」を策定しており，これまでに複数回の改定を重ねている．また，近年，日本輸血・細胞治療学会が中心となって「科学的根拠に基づいた赤血球製剤の使用ガイドライン」[2]（以下，ガイドライン）を作成した．このガイドラインに記載された病態に鼻出血は含まれていないものの，消化管出血における急性期貧血の赤血球輸血トリガー値として Hb 7 g/dl が推奨されているため，参考にするべきである．また，貧血を認めた場合であっても Hb 10 g/dl 以上である場合は輸血の適応とならない．

凝固能の評価

鼻出血の止血に難渋するときは，その原因として出血素因を有する可能性を考慮する必要がある．出血傾向は，血小板，凝固系，線溶系，血管のいずれの障害によっても生じうるため，各検査項目を把握しておくべきである．

出血時，血管損傷部位での初期の止血反応を担うのが血小板であり，血小板が関与する止血反応を一次止血という．そして，血小板活性に引き続いて生じる凝固因子による止血反応を二次止血という．出血部位において，一次止血と二次止血は相互作用しながら止血栓を効率よく形成し，形成された止血栓は線溶系によって適切な大きさに調整される．これらの止血反応が破綻したとき，出血傾向を呈する[3]．

昨今の心筋梗塞や脳梗塞患者の増加により，抗血栓薬（抗血小板薬，抗凝固薬）内服患者も増えており，出血傾向を呈するときにはこれら薬剤の内服歴に注意すべきである．特に，心筋梗塞の既往がある患者のうち薬剤溶出性ステント留置をされている場合には，抗血小板薬2剤併用療法（dual anti-platelet therapy；DAPT）を受けていることがあるため，要注意である[4]．

出血素因を客観的に評価する際，そのスクリーニング検査として血算（血小板数），PT，APTT，

	一般名	主な商品名
抗血小板薬	アスピリン チクロピジン クロピドグレル シロスタゾール イコサペント酸 リマプロスト サルポグレラート ジピリダモール プラスグレル	バイアスピリン パナルジン プラビックス プレタール エパデール プロレナール アンプラーグ ペルサンチン エフィエント
抗凝固薬	ワルファリン ダビガトラン エドキサバン リバーロキサバン アピキサバン	ワーファリン プラザキサ リクシアナ イグザレルト エリキュース

表 1．主な抗血栓薬

（参考文献6より引用，改変）

フィブリノゲン，FDP または D-dimer が用いられる[5]．

1．血小板の異常

一次止血異常として最も多いのが血小板減少症である．血小板数が15万/μl 以下（正常値：15万～40万/μl）であるときに血小板減少と判断するが，実臨床では一般的に10万/μl 以下で精査を考慮する．血小板数が5～6万/μl であれば出血症状もなく，患者自身も気づかないことが多い．しかし，5万/μl 以下で外力による紫斑や外傷時の易出血性が，2万/μl 以下では自然に紫斑や鼻出血をきたす．また，1万/μl 以下で脳，肺，消化管などの臓器出血（自然出血）の危険が高くなるため，血小板輸血を含めた緊急な対応が必要である．

採血上，汎血球減少を伴う場合は血液疾患を考慮する必要がある．また，血小板数が正常であっても血小板無力症などの血小板機能異常疾患や，アスピリンなどの抗血小板薬（表1）による血小板凝集低下に注意が必要であり，出血時間も参考にするべきである．

2．血液凝固の異常

血液凝固（図1）には血管内で生じる反応（内因系）と，血管外に血液が流出して生じる反応（外因系）があり，それらの検査として以下の項目が挙げられる．特に APTT，PT-INR の延長がみられた際には，まずワルファリンなどの抗凝固薬（表1）の内服がないことや，ビタミン K 欠乏症がない

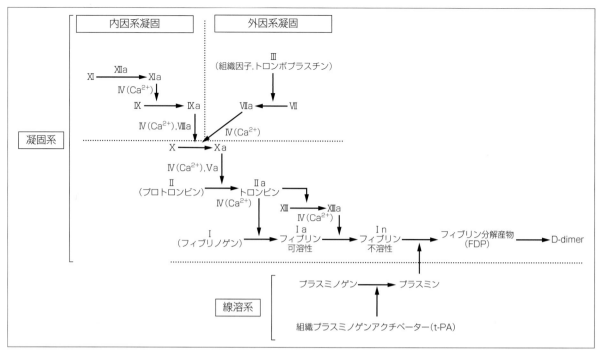

図 1. 凝固系と線溶系

こと，肝臓での凝固因子産生が十分か（肝炎や肝硬変の有無）（表2）も併せて確認する．個別の凝固因子の欠乏を疑う場合，その特定については血液内科にコンサルトすべきである．

1) APTT（正常値 23〜40 秒）の延長時には内因系血液凝固障害を考慮する．
2) PT-INR（プロトロンビン時間国際標準比）（正常値 1.0）の延長時には外因系血液凝固障害を考慮する．ワルファリン（一部の抗凝固薬）投与下でのモニタリングマーカーとして用いられ，我が国では 1.5〜2.5 で管理されることが多い．一方で，3.0 以上では重大出血リスクが増大し，4.0 以上では著明に頭蓋内出血リスクが増大する．
3) APTT，PT-INR の両者が延長：共通系（第 I，II，V，X因子）の異常を考慮する．
4) フィブリノゲン（正常値 150〜400 mg/d*l*）：個別の凝固因子（第 I 因子）であるが，一次止血にかかわるためにスクリーニング検査として用いることが多い．一般的には 100 mg/d*l* 以下になると出血傾向を呈する．

3．線溶系の異常

線溶系の体内に血栓が存在する場合には線溶系亢進により凝固因子が消費性に低下し，出血傾向を呈する．この際にはフィブリンの分解産物である FDP，D-dimer などが高値となる．

4．肝予備能の低下と凝固能[7]

血液検査所見では，肝細胞の合成能低下による血清アルブミン値，血清 ChE 値，血清総コレステロール値の低下や，肝細胞でのビリルビン代謝能の低下により血清ビリルビン値の高値を認める（表2）．また，血液凝固因子の合成低下による APTT や PT-INR の延長に加え，門脈圧亢進や脾機能亢進を合併する際には血小板減少を伴う．

表 2．採血検査における肝予備能の指標

	基準値	肝硬変時
血清ビリルビン値	2.0 mg/d*l*	上昇
血清アルブミン値	3.5〜5.0 g/d*l*	低下
血清コリンエステラーゼ値	200〜450 IU	低下
血清コレステロール値	130〜220 mg/d*l*	低下

感染症検査

院内感染対策における指針[8]では「どの患者も感染症の可能性があるということを前提として，感染対策を行う」ことが推奨されている．このため，血液飛沫に曝露される危険性の高い鼻出血の

止血処置の際にはガウン，ゴーグル，マスクなどのスタンダードプリコーションはもちろん，血液を介して感染しうる感染症の把握はすべきである．我が国では，HBs 抗原，HCV 抗体，梅毒血清反応(TPHA)，HIV 抗体を測定することが一般的である．

おわりに

鼻出血の診療において必要な血液検査について述べた．反復する鼻出血や，止血困難な症例に遭遇したときに血液検査は必須である．特に出血素因が疑われる際には耳鼻咽喉科だけで診療にあたるのではなく，専門各科にコンサルトすることも大事である．

参考文献

1) WHO：World Health Organization Technical Reports, **405**：4, 1968.
2) 米村雄士，松本雅則，稲田英一ほか：科学的根拠に基づいた赤血球製剤の使用ガイドライン．日本輸血細胞治療学会誌, **62**：641-650, 2016.
   Summary 各疾患における科学的根拠に基づいた輸血適応についてのガイドラインである．
3) 大森　司：出血性疾患の診断アプローチ．臨床血液, **54**(10)：1888-1896, 2013.
   Summary 出血性疾患に遭遇した際のアプローチ方法について，わかりやすく解説している．
4) 藤田　穣，塩谷昭子：抗凝固療法中や抗血小板療法中の消化管出血．Cardio-Coagulation, 4 (3)：167-173, 2017.
5) 都築建三：凝固能異常．耳喉頭頸, **87**(12)：982-988, 2015.
6) 浦部晶夫，島田和幸，川合眞一(編)：今日の治療薬 2018 解説と便覧：530-536, 南江堂, 2018.
7) 荘　拓也，坂本直哉：肝予備機能検査の読み方，解釈，鑑別のコツ．診断と治療, **102**(12)：1607-1613, 2104.
   Summary 肝障害時の検査，肝予備能の評価について，わかりやすく解説している．
8) Centers for Disease Control and Prevention：Guideline for isolation precautions in hospitals. Am J Infect Control, **24**：24-52, 1996.

小児の睡眠呼吸障害マニュアル

小児の成長障害・注意欠陥など多くの健康問題を生じる睡眠呼吸障害の"最新"かつ"すぐに役立つ"情報を執筆陣に解り易く解説頂き，さらに用語解説や多くのカラー写真・シェーマ・多種多彩なコラムを掲載．睡眠を専門とされない読者の方々にも是非お読み頂きたい内容です．

B5判・248頁
7,000円＋税
2012年4月発行

編集
宮崎総一郎（滋賀医科大学睡眠学講座教授）
千葉伸太郎（東京慈恵会医科大学耳鼻咽喉科講師）
中田　誠一（藤田保健衛生大学坂文種報徳曾病院耳鼻咽喉科准教授）

CONTENTS

Ⅰ　はじめに
小児と睡眠／睡眠呼吸関連の略語・用語解説

Ⅱ　小児の閉塞性睡眠時無呼吸症候群の overview

Ⅲ　小児の睡眠呼吸障害の病態

Ⅳ　小児の睡眠呼吸障害の疫学
頻　度／学校保健会全国調査

Ⅴ　小児の睡眠呼吸障害の診断
診断基準／いろいろな簡易診断法／診断機器：新しい簡易モニター／質問紙／問　診／鼻咽頭の診察／画像評価／小児の睡眠ポリグラフィー

Ⅵ　乳幼児のマネージメント─ハイリスクSAS小児の手術─

Ⅶ　小児の睡眠呼吸障害の影響
認知機能・発達の問題／身体発育，顎顔面発育／循環器系，夜尿，胸部変形

Ⅷ　先天性疾患と睡眠呼吸障害

Ⅸ　中枢性無呼吸

Ⅹ　鼻と睡眠呼吸障害
鼻と睡眠呼吸障害／鼻と通気性

Ⅺ　肥満と睡眠呼吸障害

Ⅻ　姿勢と睡眠呼吸障害

ⅩⅢ　小児の睡眠呼吸障害の治療
アデノイド・口蓋扁桃摘出術／扁桃手術─手術支援機器／麻酔と周術期管理／鼻手術／シーパップ（CPAP）／顎顔面奇形／Rapid maxillary expansion（上顎急速拡大）による小児睡眠呼吸障害への新たな治療／困難手術例／点鼻治療

ⅩⅣ　小児の閉塞性睡眠時無呼吸症候群における今後の課題

コラム
子どもの睡眠不足症候群／子どものいびき相談／漏斗胸は睡眠時無呼吸症候群が原因？／中学生の夜尿症と睡眠時無呼吸／睡眠時無呼吸症候群は遺伝するか？／夜驚症について／肺性心の例（私の忘れられない小児SASの出発点）／鼻茸による重症の睡眠時無呼吸例／眠れない母親と空気清浄機／局麻の口蓋扁桃摘出術／忘れられない子どもの例／手術直後にヒヤリとした一例／いびきがないとものたりない？

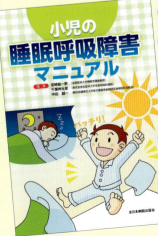

全日本病院出版会
〒113-0033　東京都文京区本郷 3-16-4
Tel：03-5689-5989　　Fax：03-5689-8030

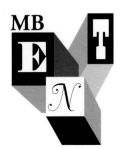

◆特集・鼻出血の対処法

鼻出血
―他科との連携―

西田幸平[*1] 小林正佳[*2]

Abstract 特発性鼻出血の出血部位で最も多いのは鼻中隔前部のキーゼルバッハ部位であり，同部からの初回の出血であれば耳鼻咽喉科で診療が完結することがほとんどである．しかし，反復する鼻出血の場合は出血部位が鼻腔深部であることが多く，時に鼻副鼻腔腫瘍の合併や，比較的稀だが基礎疾患にオスラー病(遺伝性出血性末梢血管拡張症)を有する例がある．局所麻酔下での経鼻腔的アプローチによる止血処置に難渋する場合は，全身麻酔下の止血手術や，放射線治療科あるいは脳神経外科による血管塞栓術を要することがある．また，コントロール不良の高血圧がある例，心房細動や脳梗塞の罹患により抗血小板薬や抗凝固薬を服用している例，血液凝固機能異常などの併存疾患がある例では，循環器内科や脳神経内科，血液内科との連携を要する．
　鼻出血患者が夜間休日などに受診した際は，耳鼻咽喉科の専門ではない救急外来担当医に応急処置をゆだねることが多い．本稿では鼻出血の診療について他科との連携について述べる．

Key words 鼻出血(epistaxis)，救急外来(emergency room)，抗血小板薬(antiplatelet drug)，抗凝固薬(anticoagulant)，全身麻酔(general anesthesia)，血管塞栓術(vascular embolization)

はじめに

　鼻出血は耳鼻咽喉科領域で頻度が高い救急疾患である．鼻出血の原因は鼻腔前部と後部で異なり，前部は主に鼻中隔の前下端部で前篩骨動脈，蝶口蓋動脈の鼻中隔枝，大口蓋動脈の終枝，上唇動静脈が集合して密な血管網を形成するキーゼルバッハ部位の粘膜下の血管が，外的刺激により損傷をきたして生じることが多い．後部からの鼻出血例の多くは細動脈上に瘤形成が認められる(図1, 2)．脳神経外科領域のくも膜下出血では嚢状動脈瘤ができると同部では血管平滑筋や動脈の内膜と中膜の間の内弾性板が欠損し，血管壁の収縮性が損なわれ，力学的に血圧の上昇に対して弱い構造になるため，早朝収縮期血圧が夜間最低収縮期血圧よりも 35 mmHg 以上高くなるモーニング

サージなどの血圧変動を契機に動脈瘤が破綻することが主な原因と考えられている[2)3)]．鼻出血も同様に動脈上に瘤が形成され血管壁が脆弱化したところに血圧上昇をきたすことが一因と考えられる．救急外来での非外傷性鼻出血症例の検討では鼻出血の覚知時刻は午前 4〜8 時が最多であったという報告があり，くも膜下出血との類似性がうかがえる[4)〜6)]．

鼻出血診療における他科との連携の概要(図3)

　鼻出血患者の多くはまず耳鼻咽喉科診療所で処置を受けるが，夜間や休日であれば救急外来を受診することになる．そこで，止血が得られなければ地域の基幹病院の耳鼻咽喉科医が対応することになる．出血点を確認し，確実な処置を行うことができるとほとんどの患者は帰宅可能である．し

[*1] Nishida Kohei, 〒514-8507 三重県津市江戸橋2-174 三重大学大学院医学系研究科耳鼻咽喉・頭頸部外科，リサーチアソシエイト／〒514-1101 三重県津市久居明神町2158-5 独立行政法人国立病院機構 三重中央医療センター耳鼻咽喉科，医長

[*2] Kobayashi Masayoshi, 三重大学大学院医学系研究科耳鼻咽喉・頭頸部外科，准教授

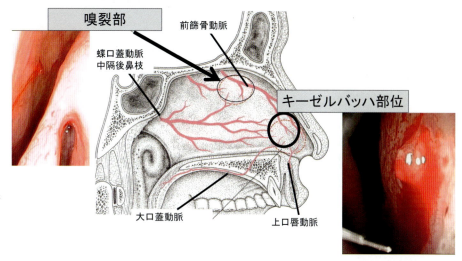

図 1.
鼻出血部位と原因血管
（鼻中隔側）
（文献1より引用改変）

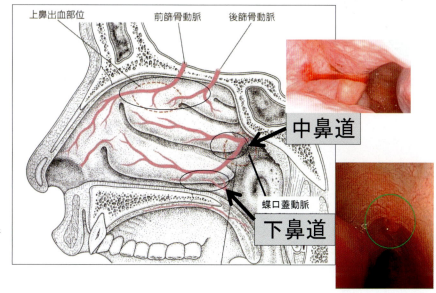

図 2.
鼻出血部位と原因血管
（鼻腔外側）
（文献1より引用改変）

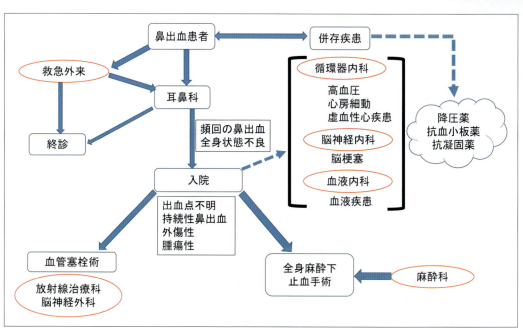

図 3. 鼻出血患者　他科との連携の概要

かし，出血を反復している患者や，高齢の患者，多くの併存疾患がある患者では，すでに全身状態が不良となっていて入院を要することがある．さらに出血点を確認できない例や，腫瘍性，基礎疾患にオスラー病がある場合など入院後も出血を反復する例では，全身麻酔下の蝶口蓋動脈結紮術や血管塞栓術を行う必要が生じる．次に各診療科との連携についてより詳しく述べる．

1．救急科との連携

救急科での鼻出血に対する初期対応は，ボスミン・リドカイン付きタンポンガーゼを鼻腔内に挿入することが一般的であり，その方法で止血できる部位はキーゼルバッハ部位に限られる．筆者が過去に市中病院耳鼻咽喉科外来で2011年1月からの3年6ヶ月に調査した特発性鼻出血患者314例のうち，キーゼルバッハ部位からの出血は213例（68%）であった．また，2013年1月からの2年間に大学病院を受診した142例のうち，キーゼルバッハ部位からの出血は87例（61%）であった（表1，図4）．すなわち出血部位の約1/3はキーゼルバッハ部位以外なので，止血処置後に患者を帰宅させた後再出血をきたし，再度救急外来を受診した際は，ボスミン・リドカイン付きタンポンガーゼの鼻腔内挿入処置のみでは鼻出血を反復する可能性があるので，耳鼻咽喉科医師の診療の必要性を啓発することが重要である．

2．放射線治療科，脳神経外科との連携

持続的，反復性の鼻出血例のうち，経鼻腔的アプローチによる効果的な止血が困難である場合は，鼻出血の原因血管の動脈塞栓術が適応となる．過去にはOsler-Weber-Rendu syndrome（オスラー病）による難治性鼻出血に対して左蝶口蓋動脈の分枝に超選択的血管塞栓術を行った例[7]や顔面外傷の3日後に持続する鼻出血で受診し，造影CTを施行したところ，右上顎洞内に仮性動脈瘤を認め，血管造影検査で右顎動脈末梢枝である後上歯槽動脈に径2mm大の仮性動脈瘤を確認し，血管塞栓術を行った報告[8]，若年性鼻咽腔血管線維腫の摘出術の前日に血管造影下に栄養血管である顎動脈を塞栓して摘出した報告などがある[9]．施設によって，鼻出血に対する動脈塞栓術を放射線治療科が行う施設，脳神経外科が行う施設とまちまちであるので，日頃から確認しておく必要がある．

表1．施設別鼻出血例の概要

三重大学病院		市立四日市病院
2013/1/1～2014/12/31	期間	2011/1/1～2014/6/30
142（90/52）	患者数（男/女）	314（121/193）
2～91（68）	年齢（中央値）	3～97（66）
16	出血点不明数	29
10（3）	再出血数（出血点不明例）	20（14）

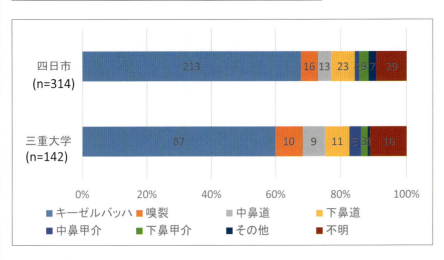

図4．鼻出血部位の内訳

3．麻酔科との連携

持続的，反復する鼻出血例では緊急の全身麻酔下の止血手術を要することがある．その際は，術前に麻酔科医による十分な気道・全身評価ができないこともあり，また，持続的な出血による咽頭視野の悪化もある．さらに，絶飲食が守られていても血液による胃内充満状態であることが稀ではなく，気管挿管の際には流下する鼻出血や胃内に貯留していた血液の逆流誤嚥に注意を要する．過去に，持続的鼻出血例に対して輪状軟骨圧迫を行いつつ迅速導入を行ったところ，気管内に多量の血液が流入し，気管挿管後も一時的に換気不能となったという報告がある[10]．それによると，安全性を高める方法として，術前に胃管を留置し，胃内の貯留血液を除去することや，意識下挿管を行うこと，さらにマックグラス喉頭鏡，エアウェイスコープなどの器具を用いて挿管チューブを声門に誘導し，それでも声門通過を確実に視認できないときはETCO$_2$（終末呼気炭酸ガス分圧）の変化を曲線で表した波形であるカプノグラムによる確認を併せるのがよいと考察されている．以上のように，鼻出血止血の際の麻酔導入はリスクが高いので，麻酔科と協力して安全確保に努める必要がある．

4．内科との連携

鼻出血患者の年齢中央値は60代後半で，高血圧症や心疾患などの合併症を有することが多い．再出血例の多くがキーゼルバッハ部位以外の鼻腔深部からの出血で，蝶口蓋動脈分枝あるいは前篩骨動脈の分枝からであることが多い．したがって，循環器内科医と連携して血圧をコントロールすることは重要である．また，冠動脈疾患を有する患者では動脈血栓症を予防するために抗血小板薬を内服していることが多い．アスピリン，チクロピジン，クロピドグレルなどの多くの抗血小板薬の作用は不可逆的であり，作用は血小板の寿命である7～10日間続くため，休薬する意義は乏しいと考えられる[11]．一方，心房細動などの血流滞留による静脈性血栓症や，それに続発する脳梗塞の再

発予防には主にワーファリンや近年登場した新規抗凝固薬であるDOAC（direct oral anti-coagulant）のダビガトラン，リバーロキサバン，アピキサバン，エドキサバンなどが投与されることが多い．ワーファリンはPT-INR，ダビガトランはAPTT，リバーロキサバンはPTの測定で薬の効き具合を評価することが可能であるが，アピキサバン，エドキサバンは指標がなく，腎機能が低下した患者では過量投与になっていることもある．これらの薬物の作用は可逆的であり，作用持続時間は24時間程度あるいは拮抗薬が存在するので，止血困難である場合は循環器内科，神経内科の主治医と相談して血栓症のリスクを勘案して休薬あるいは減量することが望ましい．ただ，これまでの再出血の危険因子に関する報告では，出血点が不明でピンポイントの止血処置ができないことが有意な危険因子であり[12][13]，抗凝固薬の内服は有意ではなかったとされていること，特発性の鼻出血例において出血点は90％程度の例で確認可能であることから（表1），実際に抗凝固薬の休薬を要するのは明らかな過量投与が疑われる場合や，腫瘍性の出血などに限られると考えられる．

5．症例提示

86歳，女性

【主　訴】　左鼻出血

某月3日より左鼻出血あり．5日に耳鼻咽喉科診療所を受診した．出血点は不明であった．タンポンパッキング処置を受けたが，その後再出血した．7日よりリバーロキサバン錠（イグザレルト®錠）10 mgを休薬したが，その後も出血を反復した．9日に三重大学医学部附属病院耳鼻咽喉・頭頸部外科を紹介受診した．タンポン抜去後，創が認められた下鼻甲介前端，蝶形骨洞自然口下縁，嗅裂部の鼻中隔側，中鼻甲介側，鼻中隔粘膜をバイポーラー電気メスで焼灼凝固した．しかし，再度14日未明に左からの多量の鼻出血があり，救急搬送された．硬性内視鏡下に左蝶形骨洞前壁下方，左中鼻道後方に出血点を確認し，モノポーラー電気メスで焼灼止血したが，血圧低下が生

じ，全身倦怠感が強いため，入院管理とした．

【併存疾患】　うっ血性心不全，心房細動

【既往歴】　76 歳，心房中隔欠損症

【入院時所見】　血圧 68/38 mmHg，脈拍 99/分

【入院時検査所見】　Alb：3.5 g/d*l*，BUN：35.4 mg/d*l*，Cre：1.05 mg/d*l*，eGFR：37.8 m*l*/min/1.73 m^2，Hb：8.6 g/d*l*，Ht：27.4%

【心電図所見】　頻脈性心房細動

【入院後経過】　補液および鉄剤内服を開始した．全身倦怠感は持続した．入院翌日は，止血していたが，Hb 7.5 g/d*l* と貧血が進行し，BNP 435 pg/m*l* で心不全が考えられた．入院第 3 病日には Hb 7.4 g/d*l*，BNP 594 pg/m*l* と心不全の増悪があり，循環器内科へ相談した．赤血球濃厚液 2 単位輸血，酸素投与，利尿薬投与で心不全症状が改善し，退院した．

おわりに

鼻出血は耳鼻咽喉科では頻度の高い救急疾患である．救急外来を受診することも多いので，救急医に初期治療の方法と限界，耳鼻咽喉科受診のタイミングを啓発するとともに，耳鼻咽喉科では出血点を確認して直接的な止血処置を行うように努める必要がある．出血を反復する場合は，他科と協力して併存疾患の検索および全身状態の管理を行うとともに，適切な止血方法を選択することが重要である．

参考文献

1) 中村晶彦，山下敏夫：鼻出血．夜陣紘治ほか（編）：130-133，新図説耳鼻咽喉科・頭頸部外科学講座　鼻・副鼻腔．メジカルビュー社，2000.

2) Kleinpeter G, Schatzer R, Böck F：Is blood pressure really a Trigger for the circadian rhythm of subarachnoid hemorrhage? Stroke, 26：1805-1810, 1995.

3) Vermeer SE, Rinkel GJ, Algra A：Circadian fluctuations in onset of subarachnoid hemorrhage New data on aneurysmal and perimesencephalic hemorrhage and a systematic review. Stroke, 28：805-808, 1997.

4) Manfredini R, La Cecilia O, Boari B, et al：Epistaxis and circadian rhythm. Recenti Prog Medicina, 92：286-289, 2001.
Summary　鼻出血は概日変化を示す．午前中に最大のピーク，夕方に 2 番目のピークがあり，動脈血圧の変化と類似している．

5) Manfredini R, Portaluppi F, Salmi R, et al：Circadian variation in onset of epistaxis：analysis of hospital admissions. BMJ, 321：1112, 2000.

6) 泉田　博，佐々木淳一，田島康介ほか：救急医が初療を行った非外傷性鼻出血症例の検討．日救医会誌，25：93-101, 2014.

7) 大村和弘，浅香大也，入江是明ほか：難治性鼻出血に対し超選択的塞栓術により止血を得た Rendu-Osler-Weber syndrome（オスラー病）の 1 例．耳展，59：184-188, 2016.

8) 兼田美紗子，中西清香，吉崎智一：外傷後の上顎洞内仮性動脈瘤例．耳鼻臨，107：983-986, 2014.

9) 山崎一樹，花澤豊行，有本昇平ほか：経鼻内視鏡により切除し得た翼突窩および中頭蓋底に進展した若年性血管線維腫例．日鼻誌，55：147-152, 2016.

10) 大地史広，駒澤伸泰，門野紀子ほか：全身麻酔導入後に換気不能となった鼻出血の 1 症例．麻酔，64：92-94, 2015.
Summary　全身麻酔導入後に気管への血液流入により，換気不能となった重篤な鼻出血の 1 症例の報告．

11) 初鹿恭介：難治性鼻出血への対応　治療に難渋する鼻出血．日鼻誌，57：103-105, 2018.

12) 藤　さやか，平井美紗都，茂原暁子ほか：鼻出血症例の再出血リスクの検討．日耳鼻，119：1117-1126, 2016.
Summary　初診時点での再出血リスク因子は，出血点が上鼻道・中鼻道・不明な症例，高血圧の合併，ガーゼパッキングによる止血であった．

13) Ando Y, Iimura J, Arai S, et al：Risk factors for recurrent epistaxis, Importance of initial treatment. ANL, 41：41-45, 2014.
Summary　再発性鼻出血の危険因子は，未確認の出血点であり，再発性鼻出血の防止には出血点の特定と焼灼が重要である．

好評書籍

今さら聞けない！小児のみみ・はな・のど診療 Q&A

耳鼻咽喉科・小児科・内科でも大好評!!

子どもを診る現場で必携！

編集
加我君孝（国際医療福祉大学言語聴覚センター長）
山中　昇（和歌山県立医科大学 教授）

子どもの「みみ・はな・のど」を、あらゆる角度から取り上げた必読書！
臨床・研究の現場ならではの「今さら聞けない」129の疑問に、最新の視点から Q&A 形式で答えます。

Ⅰ，Ⅱ巻とも
B5判　252頁　定価（本体価格5,800円＋税）
2015年4月発行

Ⅰ巻

A．一般
エビデンス、メタアナリシス、システマティックレビュー、ガイドラインの違いがよくわかりません／エビデンスのない診療はしてはダメですか？　ほか

B．耳一般
子どもの耳の CT の被曝量は許容範囲のものですか？何回ぐらい撮ると危険ですか？MRI には危険はないのですか？／小耳症はどう扱えば良いですか？　ほか

C．聴覚
新生児聴覚スクリーニングとは何ですか？／精密聴力検査とは何ですか？／聴性脳幹反応（ABR）が無反応の場合の難聴は重いのですか？　ほか

D．人工内耳・補聴器
幼小児の補聴器はどのようにすれば使ってもらえますか？／幼小児の人工内耳でことばも音楽も獲得されますか？　ほか

E．中耳炎
耳痛と発熱があったら急性中耳炎と診断して良いですか？／急性中耳炎と滲出性中耳炎の違いは何ですか？／鼻すすりは中耳炎を起こしやすくしますか？／急性中耳炎はほとんどがウイルス性ですか？／急性中耳炎の細菌検査で，鼻から採取した検体は有用ですか？　ほか

Ⅱ巻

F．鼻副鼻腔炎・嗅覚
鼻出血はどのようにして止めたら良いですか？／鼻アレルギーと喘息との関連を教えて下さい．ARIA とは何ですか？／副鼻腔は何歳頃からできるのですか？　ほか

G．咽頭・扁桃炎
扁桃は役に立っているのですか？／扁桃肥大は病気ですか？　ほか

H．音声・言語
"さかな"を"たかな"や，"さしすせそ"を"たちつてと"と発音するなど，さ行を正しく言えない場合はどのように対応すべきですか？　ほか

I．めまい
子どもにもメニエール病や BPPV はありますか？／先天性の三半規管の機能低下で運動発達は遅れますか？　ほか

J．いびき・睡眠時無呼吸・呼吸・気道
睡眠時無呼吸症候群は扁桃やアデノイドを手術で摘出すると改善しますか？　ほか

K．感染症
子どもの鼻には生まれつき細菌がいるのですか？／抗菌薬治療を行うと鼻の常在菌は変化するのですか？／耳や鼻からの細菌検査はどのようにしたら良いですか？　ほか

L．心理
学習障害はどのような場合に診断しますか？　ほか

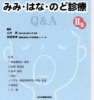

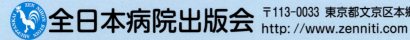

全日本病院出版会　〒113-0033 東京都文京区本郷3-16-4　Tel:03-5689-5989
http://www.zenniti.com　Fax:03-5689-8030

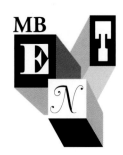

◆特集・鼻出血の対処法

小児における鼻出血

齋藤秀和[*1] 山田武千代[*2]

Abstract 鼻出血は我々耳鼻咽喉科医がよく経験する疾患である．鼻出血の70～90％はキーゼルバッハ部位より生じており，用手的に5ないし10分間圧迫することで止血が得られることが多い．小児に関しても成人と同様に同部からの出血が主であり，緊急の処置を要する出血は多くない．成人と同様，検査，処置を行うが非協力的なケースもあり出血源の同定は困難な場合がある．小児における出血の原因は局所の外傷と乾燥である．検査に関しては診察への恐怖心の強い場合もあり，成人に比べて難渋する．また，バイタルの確認など成人よりも注意深く観察する必要がある．治療に関しても鎮静下に行ったり，パッキングにも工夫が必要となる．さらに，再出血のリスクや，全身疾患の有無にも気をつけ家族への十分なインフォームドコンセントも重要となる．

Key words 鼻出血(nasal bleeding)，小児(child)，キーゼルバッハ部位(Kiesselbach's plexus)，アレルギー性鼻炎(allergic rhinitis)，止血法(hemostasis)

はじめに

小児の30％は5歳になるまでに鼻出血を経験しているといわれ，小児の鼻出血は耳鼻咽喉科医がよく経験する疾患の1つである．発症のピークは3～8歳であり2歳までの鼻出血は稀である[1]．軽症例は小児科，救急科で対応している場合も多く，耳鼻咽喉科には基本的な処置は行われたが止血が得られない重症例が紹介となる．本稿では，成人と小児の病態の違いや対処法に関しての相違について述べる．

原　因

鼻出血の原因として最も一般的なものは，局所の外傷と鼻粘膜の乾燥である．特に小児では鼻ほじりや鼻こすりによる機械刺激が鼻粘膜の損傷につながっている例が多い（表1）．粘膜の損傷がその後の違和感や痂皮の形成につながり，再度い じってしまうという悪循環に陥り，繰り返す鼻出血となる．また，アレルギー性鼻炎，慢性副鼻腔炎など鼻をかむ機会が多い児では反復しやすい．特にアレルギー性鼻炎では鼻粘膜の血管増生もあり鼻出血を繰り返しやすくなる．活動期のアレルギー性鼻炎では生成されたプロスタサイクリンによる血小板凝集能低下や，好塩基球から出たトリプターゼによるフィブリノーゲン不活化などにより凝固障害が起こりやすくなるとの報告もある[2]．

小児においては異物も見逃してはならない．自己申告がある場合は発見に至るが，繰り返す鼻血，さらに悪臭鼻漏のある症例では異物の存在も疑い，X線，CTなどの画像検査も行うことが望ましい．

腫瘍性病変も稀ではあるが存在するため，難治性の鼻出血，鼻閉がある場合はやはり画像検査を早期に行う必要がる．以下に主な鼻出血の原因，当科で経験した腫瘍症例のCT像を示す（図1）．

[*1] Saito Hidekazu，〒010-8543 秋田市本道1-1-1 秋田大学医学部医学系研究科耳鼻咽喉科頭頸部外科学講座，助教
[*2] Yamada Takechiyo，同，教授

表 1. 鼻出血の原因

局所的原因		
鼻	先天性	Osler-Weber-Rendu 病
	外傷	鼻ほじり
	異物	圧迫性潰瘍
	炎症	急性鼻炎,慢性鼻炎
	感染症	結核,梅毒,ジフテリア
	良性腫瘍	血管腫,鼻茸
	悪性腫瘍	肉腫,癌
上咽頭	炎症	急性上咽頭炎
	腫瘍	若年性鼻咽頭血管繊維種
	生理的増殖	アデノイド増殖症
全身的原因		
	出血性疾患	ビタミン C 欠乏症,Schönlein-Henoch 紫斑病
		血小板減少症,再生不良性貧血,白血病
		血友病,DIC
	循環器疾患	高血圧
	代謝性疾患	肝障害,甲状腺機能亢進症
	肝炎症	細菌性,川崎病
生理的原因		
	血行動態変化	頭部うっ血,運動時,気候変化
	代償性出血	思春期前期より

(文献 3 より改変)

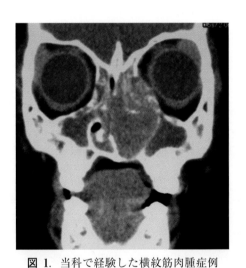

図 1. 当科で経験した横紋筋肉腫症例（2 歳,女児）
当科にて,外切開による腫瘍切除と頸部郭清を施行後,小児科へ転科し化学療法を行った[4]

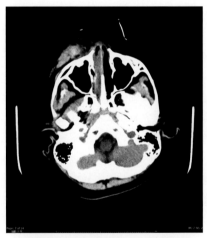

図 2. 交通外傷の 8 歳,男児
下眼瞼周囲の血腫が目立っている.右鼻腔内の血腫を認める.顔面外傷の診察時は鼻腔内,口腔内の診察を怠ってはならない

診断・検査

問診が重要で,内容に関しては成人の場合とほぼ同様であるが,若年患者では保護者からの聴取が主体となる.同居人でない祖父母が付き添いの場合は聴取が困難なこともある.必要に応じて,同居の保護者や学校教諭からの聞き取りも必要である.問診の内容としては,出血の程度,頻度,誘因の有無,出血傾向などの基礎疾患の有無を問う.また,顔面外傷などに伴う鼻出血の場合,外表の傷の処置に重きを置いてしまい,鼻出血の問診が疎かになることがあるので注意を要する(図2).

次にバイタルの確認を行う．小児では大量出血に伴うショックなどの重症例は稀ではあるが，常に念頭におく必要がある．

続いて，出血源の確認を行う．非協力的な児では保護者の協力が必要である．保護者に抱きかかえてもらい，体幹保持，四肢の抑制に協力してもらう．まずは鼻鏡にて，鼻腔前方の確認を行う．この際に鼻腔内の凝血塊を十分に除去することが出血点の発見に繋がる．小児の場合，鼻腔内の構造物が小さいこともあり成人に比して出血点の確認が難しく，止血操作も難しい．キーゼルバッハ部位からの出血ではないと思われるときは，鼻粘膜を収縮後，軟性内視鏡，硬性内視鏡を用いた検査も考慮する．

止血に難渋する例や，2歳以下の例，保護者の不安が強い場合は採血，画像検査を含めた全身検索も行う．採血項目としては，出血時間，末梢血，肝機能，凝固因子を確認する．重症例では脱水により実際より Hb が低下していない結果となることも考慮しなければならない．

問診から検査まで一貫して，出血性ショック，気道閉塞のリスクを常に考慮し対応にあたる．また，血液を嚥下しないよう指導しながら検査を進めることも重要である．出血が続いている患児では顔色や発汗も観察し，平静になるよう常に話しかけ不安を取り除きながら処置へと導く．

治療

アレルギー性鼻炎では鼻こすりなどで粘膜損傷があるため，第 2 世代抗ヒスタミン薬を内服させることで鼻出血が消失することも多い．止血法は基本的には成人の鼻出血の対処法と同じであるが全身的な予備能が成人より低い点，処置に非協力的な場合が多い点が小児の鼻出血の注意点である．検査の項でも述べたが，処置の際に出血が継続している場合は，血液を嚥下しないようにする．姿勢は座位で前かがみをとらせる．咽頭にまわった血液は口から出させる．血液が胃に入ると気分不快，嘔気・嘔吐の原因となる[5]．

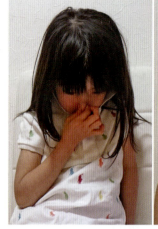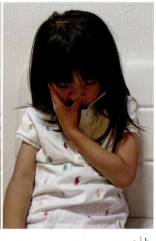

図 3. a|b
a：ピンチング法で止血している様子．座位でうつむいている．血液を飲み込ませないことが肝要である
b：母指圧迫止血法を施行している．体勢はピンチング法と同様にうつむき加減で行う．5 分の圧迫で止血しないようであれば専門機関への受診を要する

鼻腔前方からの出血は鼻鏡で確認後，出血点に対し適切な圧迫止血剤のパッキングを行う．受診時，止血が得られている症例では出血点がはっきりしないことも多く，パッキングなしでピンチング法を指導するのみで帰宅となる例も多い．小児への圧迫止血剤の選択では，できる限り苦痛の伴わない，吸収性の素材を用いる．当科ではサージセル®，スポンゼル®をよく用いている．明らかな血管露出を伴う場合は電気凝固も行う．凝固止血後に吸収性の止血剤を留置することで，機械刺激を低減することができる．後方からの出血では出血量が多くなることがあり，全身状態に留意し処置を行い，必要に応じて小児科医や麻酔科医の応援も要請する．後方からの出血で咽頭への落下がコントロールできない場合は，フォーリーカテーテルによる後鼻孔の圧迫止血が有効であるが成人と違い，鎮静下，全身麻酔下での処置が必要である．ベロックタンポンや，バルーンカテーテルを挿入した例は全例入院での十分な経過管理が必要である．成人と同様に耳管の機械的閉塞に留意し，中耳炎の発症にも気を付ける．さらに鼻汁過多，流涙，流涙に血液が混じることもある[6]．小児では，前もってこのような事態を保護者に十分に説明しておくことも重要である．

次に，ピンチング法とは少し異なった圧迫法が報告されている．前下方の静脈性出血部に向けて同側の母指で鼻翼を正中（鼻中隔）に強く圧迫して止血する方法である[7]．鼻翼を親指と人差し指でつまむピンチング法と比較して反対側の鼻孔で呼吸できることで呼吸苦と不安が軽減でき，安定して強く圧迫ができると報告されている（図3）．この方法は，キーゼルバッハ部位からの出血であれば，小児に限らず成人の鼻出血例にも適応できると考えられる．

処置後の経過観察

パッキングを要さない例や，経過観察のみとした例では再受診は不要であるが，ガーゼの留置を行った場合には通常3日後に抜去している．出血量の多い例では感染兆候に留意し5〜7日間程度で抜去とする．乾燥や鼻いじりで痂疲が付きやすい児には軟膏の塗布を行い再出血を予防する．

文　献

1) 井口郁雄：鼻出血の病態とその対応は？ JOHNS, **28**(3)：408-412, 2012.
2) Murray AB, Milner RA：Allergic rhinitis and recurrent epistaxis in children. Ann Allergy Asthma Immunol, **74**：30-33, 1995.
3) 工藤典代：小児の鼻出血．JOHNS, **16**(10)：1611-1613, 2000.
4) 本田耕平，辻　正博，石川和夫：小児鼻腔横紋筋肉腫．耳鼻臨床, **108**(8)：590-591, 2015.
5) 南谷幹之：頭頸部・神経　鼻血が頻繁にでる（解説／特集）．小児科診療, **70**(11)：2016-2018, 2007.
6) 夜陣紘治：鼻出血．MB ENT, **4**：15-20, 2001.
7) 安岡義人，中島恭子，村田考啓ほか：電子内視鏡で診る小児鼻出血の血管病態と止血法の工夫　母指圧迫止血法(thumb press maneuver：TPM)．小児耳鼻, **36**(3)：374-380, 2015.

Summary 小児の鼻出血の初期対処法は患側の母指で鼻翼を正中の鼻中隔に圧迫し，手掌は開き他4指を対側下顎角部に当て挟む，母指圧迫止血法が効果的な止血法である．

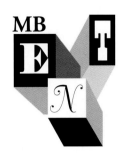

◆特集・鼻出血の対処法

高齢者における鼻出血

八尾　亨[*1]　三輪高喜[*2]

Abstract 鼻出血は耳鼻咽喉科医が日常遭遇する疾患であり，加齢とともに頻度が増すことが知られている．鼻粘膜は加齢とともに組織学的に変化するとともに，機能的にも低下がみられ，鼻出血が起こりやすい状況になる．また，加齢とともに，全身の循環器系，神経系の疾患が増加すること，抗血小板薬，抗凝固薬の服用率が高くなることも，高齢者における鼻出血の増加の一因とされている．当科における 2 年間の鼻出血患者の臨床的特徴を観察した結果，患者の年代別頻度は一般にみられる小児と高齢者の二峰性を示さず，高齢者のみの一峰性のピークを示した．これは当科のおかれている地域的環境と，国家施策による近年の診療所，病院の機能分化によるものと思われた．加齢とともに心血管系疾患の合併率は上昇し，抗血小板薬，抗凝固薬の服用率も増加したが，再出血の頻度とこれらの薬剤の服用とは関係が乏しく，必ずしも服用を中止する必要はないことが示された．

Key words 鼻出血(epistaxis)，高齢者(senior)，鼻粘膜萎縮(atrophy of nasal mucosa)，水分蒸散(water loss)，高血圧(hypertension)，心血管疾患(cardiovascular disease)

はじめに

鼻出血は耳鼻咽喉科医が日常遭遇する疾患であり，加齢とともに頻度，重症度とも増加する疾患でもある．2017 年に総務省から発表されたデータによると，65 歳以上の高齢者人口は推計で 3,514 万人となり，総人口に占める割合が 27.7% に上った．前年よりも 57 万人(0.5 ポイント)増加し，いずれも過去最高であった．したがって，耳鼻咽喉科医として，鼻出血に対してもその特徴を捉え，的確な処置，治療が求められる．

加齢に伴う鼻粘膜と鼻腔機能の変化

鼻粘膜は多列線毛円柱上皮で覆われ，さらに固有層に存在する鼻腺から分泌される鼻粘液により上皮は覆われている．粘膜上皮の高さは 50 代まではほぼ一定であるが，60 代以降は低下し菲薄化する[1]．また，高齢者では粘膜上皮における基底細胞数は減少するものの，杯細胞数と線毛細胞数は減少しないと報告されている．一方，上皮下の粘膜固有層では，加齢に伴い膠原線維の増生による線維化が進み，固有層内の小動脈では内膜が肥厚することにより，動脈内腔に対する内膜比率が増加すると報告されている[2]．さらに高齢者では，固有層における分泌腺も萎縮し減少する傾向にあるとされている[1]．様々な鼻腔粘膜の変化が高齢者の鼻出血の増加を招くと報告されている[3]．

これらの加齢に伴う鼻粘膜の組織学的変化は，鼻腔機能にも影響を及ぼす．鼻粘膜の萎縮は鼻腔通気度の増加をきたす．西端ら[4]は，鼻腔通気度検査により，年代別にみた鼻腔抵抗値が 60 歳を超えると著明に減少し，若年成人の 60% となると報告した．このことは，鼻腔粘膜が外気の刺激を受けやすくなっていることを示し，鼻出血が起こりやすい原因ともなりうることを示している．鼻腔は気道として吸気を単に下気道に送り込むだけで

[*1] Yao Toru, 〒920-0293 石川県河北郡内灘町大学 1-1 金沢医科大学耳鼻咽喉科学，講師
[*2] Miwa Takaki, 同，教授

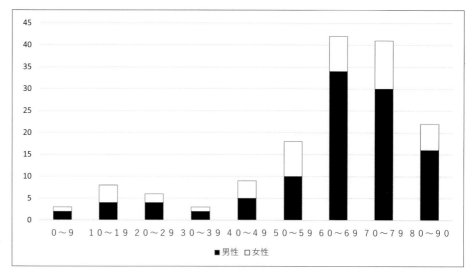

図 1. 年代別・性別分布

はなく，その間に吸気の温度調節機能も併せ持っている．吸入された外気は，上咽頭に到達するまでに 33.4℃ とほぼ体温と同程度となり，高温あるいは低温による下気道への侵襲を防御しているが[5]，高齢者では吸気の温度調節作用が減弱することが知られている[1]．また，粘膜から蒸散される水分量が加齢とともに増加することが報告されている[6]．このことは，鼻粘膜のバリア機能の低下を示すとともに，加齢に伴う鼻の乾燥感や過敏性の亢進を表すものと考えられる．

全身疾患が及ぼす影響

加齢に伴い鼻粘膜の状態が変化することに加えて，高血圧，動脈硬化，心疾患，肝疾患，腎疾患を合併する頻度が増加し，全身疾患による症候性鼻出血が増加する．さらに冠動脈疾患や脳血管疾患を有する高齢者では，抗凝固薬，抗血小板薬を常用していることが多く，鼻出血の頻度が増えるとともに鼻出血が止まりにくくなる原因ともなる．

当科を受診した鼻出血症例の検討

以下に当科を受診した鼻出血症例を振り返り，高齢者における鼻出血の特徴を述べる．対象は 2016 年 4 月～2018 年 3 月までの 2 年間に金沢医科大学耳鼻咽喉科外来を受診した患者であり，救急外来を受診したものの救急医による処置を受けて帰宅し，耳鼻咽喉科外来受診とならなかった症例は除外した．また，当科を受診した患者でも，外傷および鼻副鼻腔腫瘍による鼻出血例は除いた．

1．年齢，性別

この期間の鼻出血患者の総数は 153 例であり，男性 108 例，女性 45 例で，男性が女性の 2 倍以上を占めていた．さらに加齢に伴い男性の比率が高くなる傾向を示した(図 1)．年齢分布は最低年齢 3 歳から最高年齢 90 歳で平均年齢は 62 歳であった．症例数の分布としては 60 代以降に多く認められ，65 歳以上が 90 例(58.8%)と半数以上を占めていた．鼻出血に関する統計報告では，そのほとんどが小児と高齢者の二峰性のピークを示しており，それは大学病院の統計でも例外ではないが[7][8]，当科の症例は小児例が少なく，高齢者のみにピークを示した．当院は石川県の中の石川中央医療圏にあるものの，金沢市の市街地から川を1つ隔てた海岸沿いに立地している．金沢市内には 500 床以上の病床を持ち，複数の耳鼻咽喉科医を有する総合病院が 3 つあり，さらには石川中央医療圏には多くの耳鼻咽喉科医療機関が存在していることが小児の患者が少ない理由の 1 つとして考えられる．また，能登地区という石川県内でも高齢者人口の比率が高い地域の患者の受け皿となっていることも一因である．さらに 2016 年から，紹介状なしでの受診に対して 5,400 円を特別料金として請求することとなったため，軽症の鼻出血が飛び込みで入る例がほとんどなくなったこともその理由として考えられる．国家施策により診療の形態が変化し，診療所と病院それぞれの役割分担がより明

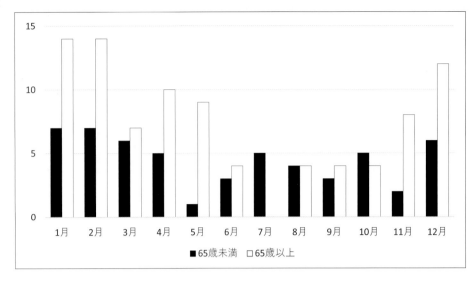

図 2. 受診月別患者数

確になったことの表れであるといえる．したがって，鼻出血罹患患者の正確な把握には，一線の診療所，病院を含めた幅広い調査を行う必要がある．

この中で入院を要した症例は1例(0.6%)のみであった．意外な結果であるが，これは外傷例や腫瘍症例を除外したことと，当科の方針として電気凝固も含め，できる限り外来での止血処置を試みるということが影響しているものと思われる．この間に入院せず，外来で経過を観察した症例の中で，何らかのトラブルを生じた症例はなかった．

2. 受診月

前述のごとく，当科での鼻出血症例では小児例が極めて少ないため，以後の臨床的特徴の観察は，16歳以上65歳未満の症例54例(以下，青壮年層)と65歳以上の症例90例(以下，高齢者層)とに分けて比較検討する．

受診月ごとの症例数を図2に示す．夏季に少なく冬季に多い傾向を認めたが，その傾向は特に高齢者層に強く認められた．北陸地方は日本海側にあり，冬季の降雪が多く，室内外の寒暖差が大きいのが特徴である．前述のごとく，加齢とともに温度調節機能の低下と，自律神経の調節機能低下により，寒暖差に対応が困難となるため，冬季では若年者よりも高齢者でより鼻出血が起こりやすい環境となっているためと思われる．

3. 出血部位

出血部位としてはキーゼルバッハ部位が102例(70.8%)と最も多く，年齢別では，65歳未満ではキーゼルバッハ部位からの出血が61%であったのに対して，65歳以上の高齢者では77%と青壮年層よりもより高い率を示した(図3)．この点も高齢者では鼻粘膜の機能が低下し，外界からの刺激により影響を受けやすいことを反映しているのかもしれない．

キーゼルバッハ部位以外の出血点としては，表1に示すとおり，65歳以上の高齢者において篩骨動脈領域である嗅裂からの出血が多く，65歳未満の症例では蝶口蓋動脈領域である下鼻道や中鼻甲介後方からの出血が多くなる傾向を認めたが，症例数も少なくその理由は不明である．

また，キーゼルバッハ部位以外の出血点として，中鼻甲介の周囲からoozingという記載が散見された．同部位は，解剖学的には鼻出血の起こりにくい部位であるが，一方で鼻内の止血処置の際に損傷しやすい部位であり，初回治療の際に損傷された可能性が考えられる．二次的な出血部位を作るのみならず，真の出血部位の同定の妨げにもなるため，救急治療医および研修医には，止血処置により新たな病変が発生しうることを周知理解してもらう必要がある．同時に鼻腔内への止血用ガーゼ挿入に際しては，できる限り愛護的に行うことを周知することは大切ではあるが，止血を優先する場合にそこまでの配慮を求めることは酷ともいえる．

既往症・内服薬について

過去の報告において，症候性鼻出血の原因疾患

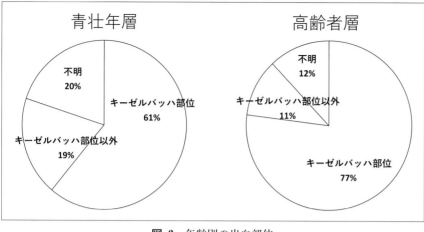

図 3. 年齢別の出血部位

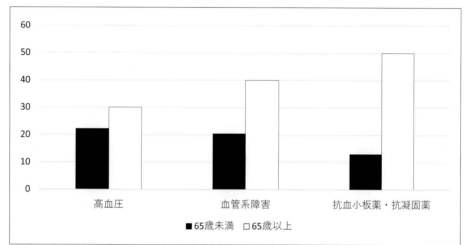

図 4. 合併症罹患率

として挙げられているものは高血圧，心疾患，肝疾患，糖尿病などである[9]．そこで今回検討した症例の既往歴については，高血圧の既往，心疾患・脳血管障害などの血管障害性疾患の既往，抗血小板・抗凝固薬の使用について検討した（図4）．

1. 高血圧

高血圧と鼻出血との関連性については古くから議論があり，その関連性を肯定する報告や[10]，否定する報告がみられる[11]．今回の検討において，高血圧を有する者は青壮年期では 22.2%，高齢期では 30.0% と有病率が増加した．これは，降圧薬の服用率が 50 代 14.5%，60 代 31.5%，70 代以上 46.2% であったとする大櫛らの報告と一致しており，高血圧が加齢に伴う鼻出血の増加の一因であることがうかがえる[12]．さらに，鼻出血にて入院治療を行った症例の報告においても，基礎疾患に高血圧症を有する症例が多いとする報告が多い．

したがって，高齢者においても，高血圧の存在が重症鼻出血のリスクファクターであると考えるべきである[13]．

2. 心疾患，脳血管疾患

心疾患・脳血管障害などの血管障害系疾患の既往について，全体としては 30.7% に合併がみられ，年代別にみると青壮年期では 20.4%，高齢期では 40.0% と加齢に伴い倍増しており，高血圧と同様，加齢に伴い鼻出血の発生率が増加する一因となっている．

3. 抗血小板・抗凝固薬

高齢者層の 90 例中，45 例（50%）の患者が抗血小板薬あるいは抗凝固薬を服用しており，青壮年層の 54 例中 7 例（13%）と比較して明らかに服用する患者の比率は上昇していた．抗血小板薬・抗凝固薬を服用していた 52 例中，最も多かったのはアスピリン（バイアスピリン）の 29 例であり半数を

上回っていた．次いで，ワルファリンカリウム（ワーファリン）8例，アピキサバン（エリキュース）7例，リバーロキサバン（イグザレルト）6例，クロピドグレル硫酸塩（プラビックス）5例と続いた．また，2種以上の薬剤を服用している症例も11例（12％）存在した．

再出血

高齢者層の90例中10例（11％），青壮年層の54例中9例（17％）に再出血を認めた．出血回数は青壮年層では1～3回までであったのに対し，高齢者層では4回以上の出血を繰り返す症例を10例中4例認めた．この中で最多の出血は8回であったが，本症例は進行胆管がんを原病としており，最終出血後に死亡した．したがって，高齢者では若年者に比べて再出血に注意が必要である．

また，抗血小板薬・抗凝固薬の服用と再出血の関係については，服用例で52例中8例（15％）に再出血を認めたのに対し，非服用例でも92例中11例（12％）で再出血を認めており，この間，これらの薬剤の中止措置は行われていないことから，必ずしも再出血と抗血小板薬・抗凝固薬の服用とは関連はなく，鼻出血患者が受診しても，必ずしも薬剤の中止は必要ないものと思われた．

おわりに

高齢者の鼻出血について，青壮年層と比較しその特徴を検討した．その結果，加齢に伴い鼻腔の組織学的ならびに生理学的変化が生じ，高血圧，心血管系，脳血管系異常の合併，抗血小板薬，抗凝固薬の服用も合わせて，鼻出血が起こりやすく，なおかつ再出血しやすくなっていることが明らかとなった．しかし，抗血小板薬，抗凝固薬に関しては，必ずしも鼻出血患者に対して服用を中止する必要がないことも判明した．以上の点から，合併症ならびに内服薬の増加は加齢変化としてやむなきことであり，ことさらに高齢者であるからといってその対応を異なるものとする必要はないものと思われた．

参考文献

1) 設楽哲也：鼻の年齢変化．設楽哲也（編）：27-50，耳鼻咽喉科領域における年齢変化．世紀社出版，1980．
2) 斉藤　彰：ヒト下鼻甲介における年齢変化―組織学的観察．日耳鼻，**86**：125-138，1983．
3) 藤谷　哲，篠　美紀，洲崎春海：高齢者の鼻出血．JOHNS，**16**：1615-1618，2000．
   Summary 昭和大学附属病院救急外来を受診した鼻出血患者の統計について報告するとともに，その中で高齢者における鼻出血の特徴を報告した．
4) 西端慎一，籾山安弘：老人の鼻腔通気度．設楽哲也（編）：236-241，耳鼻咽喉科・頭頸部外科MOOK　No.12　老年者と耳鼻咽喉科，金原出版，1989．
5) 今野昭義：鼻内気流と鼻粘膜の加温，加湿，徐塵能．戸川　清（編）：20-21，図説臨床耳鼻咽喉科学講座3　鼻・副鼻腔疾患．メジカルビュー社，1984．
6) 三輪正人，中島規幸，廣瀬　壮ほか：ヒト鼻粘膜水分蒸散量の加齢医による変化．アレルギー，**55**：1337-1339，2006．
   Summary 鼻粘膜水分蒸散量が加齢に伴い増加することから，高齢者の鼻の乾燥感の一因となりうることを報告した．
7) 石井正則，鶴岡美果，実吉健策ほか：鼻出血の臨床統計―特に高齢者の鼻出血について―．耳展，**35**：45-51，1992．
8) 長谷川　武，竹腰英樹，菊地　茂：当科における鼻出血症例の臨床的研究―外来症例と入院症例の比較検討―．日耳鼻，**107**：18-24，2004．
   Summary 埼玉医科大学総合医療センター耳鼻咽喉科における鼻出血症例の臨床統計について報告した．
9) 野原　修，森山　寛：全身疾患と鼻出血．JOHNS，**10**：1619-1624，2000．
10) Charles R, Corrigan E：Epistaxis and hypertension. Postgrad Med J，**53**：260-261，1977．
11) Petruson B, Rudin R, Svärdsudd K：Is high blood pressure an aetiological factor in epistaxis?. ORL J Otorhinolaryngol Relat Spec，**39**：155-160，1977．
12) 大櫛陽一，小林祥泰：医療経済学的視点から見た高血圧治療．脳卒中，**30**：943-947，2008．
13) 菊地　茂，長谷川　武，竹腰英樹：鼻出血の疫学．JOHNS，**7**：957-961，2005．

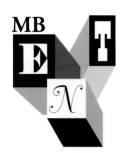

◆特集・鼻出血の対処法
妊娠と鼻出血

三輪正人*

Abstract 妊娠中は，妊娠性鼻炎，化膿性肉芽腫の発症など鼻粘膜にも大きな変化がみられるが，それらは鼻出血の要因となりうる．また，出血性疾患のもともとある妊婦だけでなく，妊娠により血栓性微小血管障害などが発生し，難治性鼻出血が出現する可能性があり注意を要する．

Key words 妊娠(pregnant)，鼻出血(epistaxis)，アレルギー性鼻炎(allergic rhinitis)，化膿性肉芽腫症(pyogenic granuloma)，血栓性微小血管障害(thrombotic microangiopathy)

はじめに

鼻出血は妊婦の20%に発症し，妊娠していない女性の6%と比較して妊娠中により多くみられる症状である[1]．本稿では，妊娠時の鼻粘膜の変化，出血性疾患に罹患している女性の妊娠時，妊娠中に出血性病変が発生する場合などについて解説する．

妊娠時の鼻粘膜の変化

妊娠時は，歯肉，鼻腔，膣などの粘膜に著明な変化が出現する．

妊娠時に特徴的にみられる鼻疾患としては，妊娠性鼻炎や化膿性肉芽腫の存在が知られている[2,3]．

一般的に，妊娠初期から後期にかけては，鼻粘膜の浮腫がみられる．

エストロゲンは水分保持作用を持つ．妊娠中の血中エストロゲン濃度の急激な上昇は，循環血流量や体水分量をきたし，心拍出量も増加する．そして，毛細血管の抵抗の減少や血管壁の拡張が，鼻粘膜の充血，腫脹を起こし，鼻閉が出現すると考えられている．また，上気道粘膜の血管増生により血流の増加を惹起するとも報告されている[4,5]．

アレルギー性鼻炎を有する女性の妊娠による鼻症状の悪化は，60%に認められているが，多くが鼻閉型であり，妊娠3ヶ月よりみられ，出産後には消失または著しく軽減する[6]．

今までアレルギー疾患の既往のない妊婦に発症する妊娠性鼻炎の存在もよく知られるところである．Ellegard[7]の定義によれば，気道感染や既知のアレルギー性病変のない妊婦の鼻炎で，出産後2週間以内に症状が消失するものとされる．エストロゲンによる血管拡張により生ずる鼻粘膜腫脹が著明にみられるが，その重症度はプロジェステロンレベルと相関する．妊娠性鼻炎での鼻閉症状は，BMIと妊娠週齢に関係しているとの報告もなされている[8]．

一方，20%の妊婦が鼻炎症状を呈するとされるが，乳腺刺激ホルモンの関与も示唆されている[9]．

気管支喘息を合併している妊娠中の鼻炎患者は，喘息のコントロールが不良な場合があり，鼻炎症状を改善することで，QOLが上がることが示されている[10]．

---

* Miwa Masato, 〒113-8603 東京都文京区千駄木1-1-5 日本医科大学大学院医学研究科頭頸部感覚器学分野，臨床教授／〒113-8421 東京都文京区本郷2-1-1 順天堂大学アトピー疾患研究センター，客員教授／〒112-0012 東京都文京区大塚1-5-18 大伴ビル はりまざかクリニック

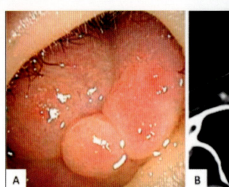
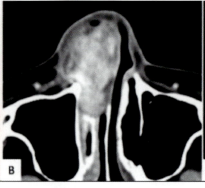
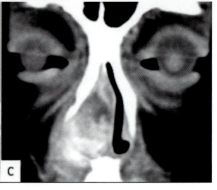

図 1. 妊婦に認められる鼻腔化膿性肉芽腫症(pyogenic granuloma, Lobular capillary hemangiomas)
A：初診時認められた鼻腔所見
B, C：CT 画像
(文献 20 より引用)

妊娠により鼻出血をきたしやすい理由

1. 出血性傾向のある方の妊娠

先天性出血性疾患は稀なものであるが，そのような疾患患者の妊娠時の止血処置は，想定外の大出血をきたすことがあることを忘れてはならない．von Willebrand 病や血友病 A, B, 凝固因子XI, Ⅶの欠損などに留意する必要がある[11]．

凝固因子Ⅷは妊娠中変動することが知られている．血友病 A の女性キャリアは，妊娠後期まで凝固因子Ⅷが正常レベルであることが多いが，その後上昇することがある．50%(＜0.50 IU/ml)以下のレベルの因子Ⅷ(or Ⅸ)は，止血処置時の大出血のリスクとなる可能性がある[12]．

血栓性血小板減少性紫斑病(TTP)は，ADAMTS13 の欠乏と関連する全身性の微小循環塞栓をきたす[13]．

遺伝性血小板減少性紫斑病は，後天性に比べ極めて少ないが，妊娠時の重篤なリスクファクターとなり，血漿交換療法の適応となることがある[14]．

後天性血小板減少性紫斑病の妊娠時は先天性と比べるとそれほど問題となることは少ない[15]．

2. 妊娠による出血傾向

妊娠時突然，微小血管障害性貧血と血小板減少が出現し，それによる鼻出血をきたすことがある．血栓性微小血管障害(thrombotic microangiopathy；TMA)と呼ばれる病態であるが，次の 3 つの疾患を考慮にいれ，迅速に対応する必要がある[16]．まず 1 つめは，hemolytic anemia(溶血性貧血)，elevated liver enzymes(肝逸脱酵素上昇)，low platelet count(血小板低下)の三大徴候を示す HELLP 症候群である．2 番目が，血小板減少性紫斑病で，最後が補体の異常活性化による complement-mediated thrombotic microangiopathy(C-TMA)で非典型溶血性尿毒症症候群とも呼ばれる病態である．HELLP 症候群は，hemolytic anemia(溶血性貧血)，elevated Liver enzymes(肝逸脱酵素上昇)，low platelet count(血小板低下)の三大徴候を示す妊娠後期または分娩時に生じる母体の生命の危険に伴う一連の症候を示す状態であるが，鼻出血が初発症状である症例もあり[17]，ときに止血困難である．血圧の管理と急遂分娩または帝王切開によるターミネーション(妊娠継続の終了)が必要となる．

腎機能障害が乏しい場合は，TTP が最も疑わしく，血漿交換療法の適応となる．逆に腎機能障害が著しい場合は，C-TMA を疑い，抗補体療法を考慮する[16]．

しばしば妊婦に認められる化膿性肉芽腫症(pyogenic granuloma, Lobular capillary hemangiomas)は，capillary hemangioma の一種と考えられているが，鼻腔粘膜にも発生する．妊娠中，特に後期に急速に増大する良性腫瘤であるが，易出血性である．妊娠女性の 5%存在しているとの報告もある．

大出血をきたす症例もあり注意が必要である．

多くは出産とともに治癒するが，所見により生検，手術の適応となることがある[18)19)]．

Hanazawa ら[20)]の報告した同症例の初診時の画像を図1に示したが，図1のようにピンク色の軟性腫瘤を認める．この症例では，術前に全身性のステロイドおよび抗生剤の投与による縮小を図ってから，手術し良好な経過を得ている．

妊娠時の鼻粘膜腫脹の存在があり，鼻出血予防のためにも，経鼻挿管より経口挿管が望ましい[21)]．

まとめ

鼻腔化膿性肉芽腫などの妊娠特有な病態や，妊娠時に発生する血栓性微小血管障害などの出血性疾患は，ときに制御困難な鼻出血をきたす可能性が考えられる．耳鼻咽喉科医も日常診療において十分留意する必要がある．

参考文献

1) Dugan-Kim M, Connell S, Stika C, et al：Epistaxis of pregnancy and association with postpartum hemorrhage, Obstet Gynecol, **114**(6)：1322-1325, 2009.

2) 朝子幹也：女性と副鼻腔疾患．MB ENT, **207**：39-42, 2017.

3) 柿木章伸：妊娠と耳鼻咽喉科疾患．MB ENT, **207**：55-59, 2017.

4) 洲崎春海，金井憲一，松永真由美：妊婦と鼻アレルギー．Prog Med, **25**：2729-2732, 2005.

5) Taylor M：An experimental study of the influence of the endocrine system on the nasal respiratory mucosa. J Laryngol Otol, **75**：972-977, 1961.

6) 小山英明：妊産婦に対する治療．耳鼻と臨床, **39**：728-732, 1993.

7) Ellegard EK：Clinical and pathologic characteristics of pregnancy rhinitis. Clin Rev Allergy Immunol, **26**(3)：149-159, 2004.

8) Ulkumen B, Ulkmen BA, Pala HG, et al：Pregnancy rhinitis in Turkish women：Do gestational eek, BMI and parity affect nasal congestion? Pak J Med Sci, **32**(4)：950-954, 2016.

9) Namazy JA, Schatz M：Asthma and Rhinitis During Pregnancy. Mt Sinai J Med, **78**：661-

670, 2011.

10) Powell H, Murphy VE, Hensley MJ, et al：Asthma control；pregnancy；quality of life；rhinitis. J Asthma, **52**(10)：1023-1030, 2015.
　Summary　現在妊娠中の女性の65％に鼻炎を認め，20％は妊娠中に症状が悪化している．鼻炎症状を訴える患者は，不安感の増加と肺機能の低下を伴っている．気管支喘息の良好なコントロールは，鼻炎症状の改善と密接に関連している．

11) Kadir RA, Kingman CE, Chi C, et al：Is primary postpartum hemorrhage a good predictor of inherited bleeding disorders? Hemophilia, **13**(2)：178-181, 2007.

12) STRAUSS HS, DIAMOND LK：ELEVATION OF FACTOR Ⅷ(ANTIHEMOPHILIC FACTOR) DURING PREGNANCY IN NORMAL PERSONS AND IN A PATIENT WITH VON WILLEBRAND'S DISEASE. N Engl J Med, **269**：1251-1252, 1963.

13) George JN, Nester CM：Syndromes of thrombotic microangiopathy. New Engl J Med, **371**(7)：654-666, 2014.

14) Scully M, Thomas M, Underwood M, et al：Thrombotic thrombocytopenic purpura and pregnancy：presentation, management, and subsequent pregnancy outcomes. Blood, **124**(2)：211-219, 2014.

15) Jiang Y, McIntosh JJ, Reese JA, et al：Pregnancy outcomes following recovery from acquired thrombotic thrombocytopenic purpura. Blood, **123**(11)：1674-1680, 2014.

16) George JN, Nester CM, McIntosh JJ：Syndromes of thrombotic microangiopathy associated with pregnancy. Hematology Am Soc Hematol Educ Program：644-648, 2015.
　Summary　妊娠中，微小血管障害性溶血性貧血と血小板減少が突如出現した場合，血栓性微小血管障害(thrombotic microangiopathy；TMA)と呼ばれる病態が起こっている可能性があり，HELLP症候群，血小板減少性紫斑病，非典型溶血性尿毒症症候群の発症を念頭におき迅速に対応する必要がある．

17) Born P, Mack R：Nosebleed as the first indication of the HELLP syndrome. Dtsch Med Wochenschr, **114**(1)：36, 1989.

18) Puxeddu R, Berlucchi M, Ledda G, et al：Lobu-

lar capillary hemangioma of the nasal cavity :
a retrospective study on 40 patients. Am J
Rhinol, **20** : 480–484, 2006.
19) Delbrouck C, Chamiec M, Hassid S, et al :
Lobular capillary haemangioma of the nasal
cavity during pregnancy. J Laryngol Otol, **125**
(9) : 973–977, 2011.
20) Hanazawa T, Yonekura S, Nakamura H, et al :
Pre-operative effects of the administration of
systemic corticosteroids combined with antibi-

otics on a lobular capillary hemangioma in the
nasal cavity. Auris Nasus Larynx, **43**(2) : 203–
206, 2016.
21) Blaiss MS, for the Food and Drug Administra-
tion(US), ACAAI–ACOG(American College of
Asthma and Immunology and American Col-
lege of Obstetricians and Gynecologists) :
Management of rhinitis and asthma in preg-
nancy. Ann Allergy Asthma Immunol, **90**
(Suppl 3) : 16–22, 2003.

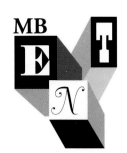

◆特集・鼻出血の対処法

難治性鼻出血への対応

市村恵一*

Abstract 難治性鼻出血とはルーチンベースの止血手技が奏功しない状態や，出血が反復，広範化する状態と定義する．凝固系の異常としては血小板減少と抗凝固薬が注目される．前者の場合，鼻出血よりも口腔出血のほうが多く，他部位の所見にも注意を払うとよい．抗凝固薬服用患者の急増に対応し，問診でのチェックは必須で，止血にあたってもアルギン酸塩の創被覆材を用いることが推奨される．血管脆弱性病変の代表はオスラー病であり，診療においては先ず疑うことから始める．止血に際しては，やはりアルギン酸塩創被覆材の使用が好ましい．薬物療法が確立していないため，重症度に応じた治療法を選択したい．手術療法としての鼻粘膜皮膚置換術と外鼻孔閉鎖術は有用性が高い．出血部位がルーチンベースで同定できない例では全麻下の内視鏡探索と焼灼が勧められる．

鼻出血止血の基本は出血点の同定であるが，鼻腔深部からの出血など出血点の確認が困難な場合は止血に難渋する．従来はこうした症例に対し，タイトなガーゼパッキングやベロックタンポン，止血バルーンなどが用いられたが，近年の内視鏡検査の導入により，出血点の同定率は格段に高まった．

Key words 血小板減少(thrombocytopenia)，抗凝固薬(anticoagulant)，アルギン酸塩創被覆材(alginate dressing)，オスラー病(hereditary hemorrhagic telangiectasia)，鼻粘膜皮膚置換術(nasal dermoplasty)，内視鏡下電気焼灼(endoscopic electrocautery)

ここで取り扱う難治性鼻出血は，血液疾患や抗凝固薬使用例での凝固・線溶系の異常による止血しにくい出血，それにオスラー病を代表とする血管脆弱病変による反復性出血，さらに成人の大量鼻出血でルーチンベースでの内視鏡検査で出血部位が不明のものなどとする．一般的な動脈性出血や，動静脈吻合部での動脈瘤様隆起の破裂については同定さえできれば，制御は可能なのでここでは対象としない．

血液疾患と凝固系異常病態

白血病などの血液腫瘍は骨髄浸潤による産生能低下と脾腫大による捕捉の両要因により血小板減少が生じ，これを主原因として鼻出血をきたす．

約20％が鼻出血を初発症状とする．小児ではウイルス感染後に同様に二次性血小板減少症による鼻出血も生じうるので，感冒が長引いているときに出血する際には検査が必要である．血小板減少症は薬剤(非ステロイド系消炎鎮痛薬，キニジン，フロセミド，ジギトキシン，抗菌薬，クロルプロパミド，金塩)によってももたらされる．血小板数が2万/μl以下になると出血が起こるとされるが，慢性経過例では1万/μl以上あれば出血しないことが多い．ただし，血小板減少状態では鼻出血よりも口腔出血のほうが多い．血液疾患には原疾患の治療を行うのが原則である．

凝固因子のうちⅡ，Ⅶ，Ⅹは肝のみで産生されるため，肝硬変では肝細胞機能不全により凝固因

---

* Ichimura Keiichi, 〒329-0596 栃木県下野市下古山1-15-4 石橋総合病院，病院長

子減少が起こり，また門脈圧亢進により末梢血管異常も起こる．そのためオスラー病と鑑別を要するが，静脈主体の病変のため，血管の怒張が強く見誤りは少ない．腎不全の際にも出血傾向が出るが，血小板機能不全（凝集能，粘着能の異常），あるいはPGI_2の上昇による血小板凝集能阻害，血管平滑筋弛緩が原因として想定されている[1]．

また近年，抗凝固薬服用者が急増しており，それに伴う止血困難例が頻繁にみられる．外部刺激が主因となる鼻中隔前端部からの出血では，小児と同様に，局所の軟膏塗布や鼻いじり防止で対処できるが，問題となるのは高齢者に多い後部からの動脈性出血時で，止血操作時の機械的刺激が状況を増悪させる．服用者の抗凝固薬の必要度は様々であり，心弁置換術後など絶対に中止できない例ではその状態で対処せざるを得ない．出血時にガーゼタンポンで止血を図ると，止血後タンポン抜去時の擦過外傷による再出血が懸念される．それを避けるため，止血にはカルトスタット®やソーブサン®といった血液吸収力の強い素材を用いてパッキングするのがよい．これらはアルギン酸ナトリウムカルシウム塩を繊維化し成形したドレッシング材で，自重の15～20倍の水分を吸収し，含有するカルシウムイオンが生理食塩水や生体からの滲出液中のナトリウムイオンとイオン交換を行いゲル化する．さらに，ゲル化する際にCa^{2+}を放出し，ゲルに血小板が吸引凝集するため，止血効果が得られる．また，ゲル化するため，ドレッシング交換時には疼痛を伴わず，新生組織を傷つけることがないのもよい．

オスラー病

常染色体性優性遺伝疾患で，毛細管や細静脈の拡張，小動脈の筋層や弾性板の不完全発育，細静脈の内皮細胞の菲薄化のためわずかな刺激でも出血が起こりやすく，また止血機序も働きにくくなるため，鼻出血が頻回に起こる．特に鼻中隔前部からの出血が多い．出血点が最初は1ヶ所だったとしても，鼻腔内操作が加わることで多発性とな

る．患者数は6,000人に1人と決して少なくないが重症度に著しい個人差があり，医療機関を訪れる患者は少なく，また見過ごされている可能性もある．

オスラー病では出血時の反射性血管収縮機構が働きにくいため，止血法としては局所の圧迫と血液凝固作用に期待するしかない．また，アドレナリンによる血管収縮も期待できないし，挿入したガーゼを抜こうとすると，それが原因で再出血するため，ガーゼパックは意味がない．前屈の座位にさせ，手指で鼻翼を圧迫して数分待つのがよい．できれば母指圧迫法[2]が好ましい．これが無効なら，前述したカルトスタット®やソーブサン®で止血する．圧迫ではなく，ある程度量を多く，そっと柔らかに挿入し，血液が染みてこなくなるまで増量していく．血液の染みてくる勢いが強い場合にはいったん挿入した止血材料を除去して再挿入する．これはしばらく留置し，翌日以降に抜去する．

出血予防の治療法として確立されたものはまだないが，基本は刺激の減少と，血管壁やその周囲の結合織の強化にある．多数例の経験から筆者は図1のようなアルゴリズムで対処している[3]．概説すると，重症・最重症例には鼻粘膜皮膚置換術や外鼻孔閉鎖術が適応となり，軽症～中等症例では外鼻孔への軟膏塗布，綿球留置，テープ閉鎖やコブレータなどの焼灼で対応する．

現状では治癒に結びつく薬物はないが，現段階で，血管壁やその周囲の結合織の強化作用が証明されている（*in vitro* data も含め）物質にはエストロゲン，ベヴァシズマブ，トラネキサム酸，βアドレナリン作動薬，サリドマイドがある（表1）．有効であったとする報告は多いが，まだ多数例での二重盲験比較試験での有効性は証明されていない[4]．

レーザー，ハーモニック・スカルペル™，アルゴン・プラズマ凝固装置，コブレータ™などによる焼灼療法は比較的手軽にできるが，効果持続期間は3～6ヶ月程度である．電気メスよりは深達度

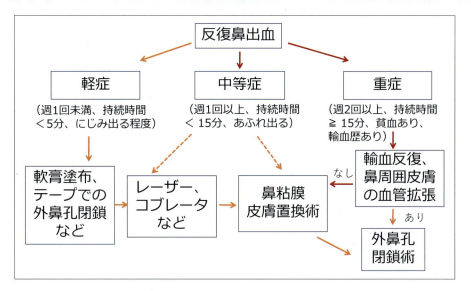

図 1.
治療法のアルゴリズム

表 1. 薬物療法の奏効機序

線毛円柱上皮を扁平上皮に置換	estrogen
血管内皮細胞の ALK-1 と endoglin の発現増強	estrogen
	estrogen receptor modulator
	tranexamic acid
PDGF-β 発現増強	thalidomide
VEGF 発現抑制	bevacizumab, β blockers
Oxide scavenger	N-acetylcystein

が低いために，可能性は少ないものの，頻回操作では鼻中隔穿孔の恐れがある．いったん穿孔が起こると穿孔周囲からの出血に難渋する．適応は，軽症から一部の中等症に限られるが，後述する皮膚置換術を行った例の置換皮膚周囲の血管拡張に対して用いることもできる．

中等症以上の症例には鼻粘膜皮膚置換術が必要になる．この術式は鼻腔前半部（中鼻甲介前端レベルより入口部側の全周性領域）の粘膜を移植皮膚で置換する方法で，血管を厚い皮膚で保護するため病的血管が刺激を受けにくくなることにより出血を防止する．鼻腔全部を置換するわけではないので，出血は完全に停止することはないが，出血部位の多くを占める前方部分が置換されるので，出血頻度は激減する[5]．筆者の経験では，鼻前庭皮膚の一部までとする皮膚置換範囲の前方拡大と，局所感染防止に伴う移植皮膚片の生着率の向上に伴い，長期的に再手術が必要な症例は 10％以下となってきた．術式の詳細は文献 6 に譲る．

鼻周囲皮膚血管拡張の著しい例や，輸血頻回例では，鼻粘膜皮膚置換術のみでは対処できないことが多い．こうした最重症例では外鼻孔閉鎖術が適応となる．本手術により気流が停止すると出血はほとんど起こらなくなるので，気流刺激も出血の要因となっていることが推測される．出血の恐怖，貧血による行動制限など患者の QOL を落としている状況を改善することと，鼻機能の低下による損失とを総合的に判定し，患者がそれを希望する場合に施行するが，実際の施行例の QOL 向上は高い[7]．術式の詳細は文献 6 に譲る．外鼻孔閉鎖術後の出血はほとんどなくなるが，努責など血圧上昇時に出る場合もある．この場合は，安静にし，前屈姿勢でいると自然止血する．

同様に血管異常による出血を起こすものに Ehlers-Danlos 症候群がある．薄く透けてみえる皮膚や特徴的顔貌があり，思春期を中心に発見されることが多い．

動脈硬化症，高血圧症，出血点不明例

鼻出血と高血圧の関係については論議の多いと

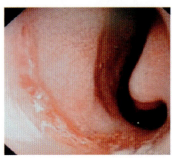
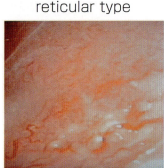
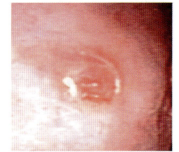
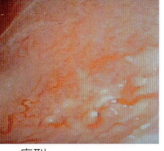
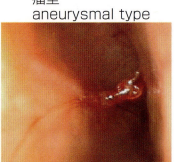
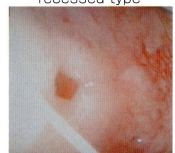

図 2. 鼻出血血管形態分類（安岡）
（文献2より改変）

ころであり，総説文献[8)9)]を参考にされたい．極めて特殊な例を除けば，他の血管性因子や，軽微な損傷の関与が加わらない限り，血圧の上昇のみでは鼻出血は発症しない．ところが，オスラー病で外鼻孔閉鎖をしても出血する例をみると，急に血圧が変動する状態であり，血管壁に異常があれば血圧の上昇で出血することはありそうである．高血圧症患者のかなりの例で動脈硬化病変がみられるため，易傷害性は高まっているものと推定される[1)]．高血圧患者がいったん出血すると止血しにくいし，出血による動転のためや止血操作に伴うストレスにより血圧がさらに変動し，重症化したり，反復したりするため，入院を要することが多くなる．そのため，鼻出血で入院する人の中で高血圧患者の割合が高くなり，鼻出血と高血圧が関係ありと印象づけられる．

こうした症例では中鼻甲介後端付近の蝶口蓋動脈からの出血が多いといわれるが，中には部位の同定に苦しむ例も少なくない．こうした症例は全身麻酔下に出血点を精査すべきである．鼻中隔弯曲症や肥厚性鼻炎などがあり，十分な視野を確保できない場合は鼻中隔矯正術や粘膜下下鼻甲介切除術を併用する[10)]．精細に検索してようやく同定できる例では下鼻道天蓋内側，嗅裂，中鼻道後端を責任部位とする場合が多い[11)]．血管の拡張，怒張が認められた部位では，吸引管の先端で触診してみて出血するかどうかを確認する[10)]．出血部の肉眼形態所見は，安岡[12)]によれば，網状型（40％），肉芽型（20％），線状型（17％），点状型（12％），瘤型（7％），陥凹型（3％）と分類されるが（図2），前3型は鼻腔前半に多くみられ，難治性に属するのは後3者が多い．出血点の焼灼はまず，出血点の周囲を焼灼して出血点への血流を遮断して，最後に中心を処理するのがよい．

どうしても出血部位らしいものが見つからない場合に，後方からの出血ということがわかっていれば蝶口蓋動脈の内視鏡下クリッピングや凝固切断に進んでも許されるであろう．また，血管造影を行い，出血部位を確認して塞栓する手技を選択してもよい．

文　献

1) 市村恵一：病態と生理．鼻出血．JOHNS, **27**
　(1)：119-123, 2011.
　Summary　鼻出血の成因と病態生理，それを
　基盤に考える治療法を網羅した総説．

2) 安岡義人，中島恭子，村田考啓ほか：電子内視
　鏡で診る小児鼻出血の血管病態と止血法の工
　夫―母指圧迫止血法(thumb press maneuver：
　TPM)―．小児耳, **36**(3)：374-380, 2015.

3) 市村恵一：オスラー病を疑うコツと鼻出血への
　対応の要諦．日鼻誌, **57**(1)：107-109, 2018.
　Summary　オスラー病が見過ごされてしまう
　理由は，診断基準の理解不足，病歴聴取の不足，
　局所所見のとり方の不徹底に尽きるとして，そ
　のコツを披露．また，鼻出血への対処の要諦と
　して，出血中の救急対応と出血予防策が記され
　ている．

4) McDonald J, Pyeritz RE：Hereditary Hemor-
　rhagic Telangiectasia. In：Adam MP, Ardinger
　HH, Pagon RA, et al.(edit)：GeneReviews®
　[Internet]. Seattle(WA)：University of Wash-
　ington, Seattle；1993-2018. 2000 Jun 26[updated
　2017 Feb 2].

5) 市村恵一：鼻粘膜皮膚置換術施行術式の改良―
　変遷と展望―．日鼻誌, **55**(1)：51-56, 2016.

6) 市村恵一：オスラー病の鼻出血に対する手術．
　JOHNS, **34**(2)：264-267, 2018.
　Summary　著者のオスラー病手術治療におけ

る術式の変遷と，次世代の術者に伝えたい手術
のノウハウを詳述．

7) Ichimura K, Kikuchi H, Imayoshi S, et al：Are
　patients with severe epistaxis caused by
　hereditary hemorrhagic telangiectasia satis-
　fied with nostril closure surgery? Auris Nasus
　Larynx, **39**：59-64, 2012.

8) 飯沼壽孝：血圧異常と鼻出血．JOHNS, **9**：974-
　977, 1993.

9) Kikidis D, Tsioufis K, Papanikolaou V, et al：Is
　epistaxis associated with arterial hyperten-
　sion? A systematic review of the literature.
　Eur Arch Otorhinolaryngol, **271**： 237-243,
　2014.

10) 中村光士郎：難治性鼻出血に対する内視鏡下止
　血法．日鼻誌, **42**(1)：8-12, 2003.
　Summary　今では常識化した内視鏡による電
　気焼灼止血の有用性を広く知らしめた論文．

11) Liu Y, Zheng C, Wei W, et al：Management of
　intractable epistaxis：endoscopy or nasal pack-
　ing? J Laryngol Otol, **126**(5)：482-486, 2012.

12) 安岡義人：鼻出血の対処法について教えてくだ
　さい．小児看護, **38**(4)：464-467, 2015.
　Summary　電子内視鏡の導入で鼻出血の原因
　部位の血管形態が一目瞭然となった．内視鏡導
　入以前に高橋が示していた分類を新たに再構成
　している．

Monthly Book ENTONI No. 205

2017年4月増刊号

大好評増刊号!!

診断に苦慮した耳鼻咽喉科疾患
―私が経験した症例を中心に―

■ 編修企画　氷見徹夫（札幌医科大学教授）

168頁，定価（本体価格 5,400 円＋税）

各執筆者の経験の中より，エキスパートでさえ診断に苦慮した症例を挙げていただき，問題点・解決策，総合的にどのように考えアプローチしていくかのポイントを掲載！！

☆ CONTENTS ☆

進行性難聴、変動する難聴 ……………… 宇佐美真一	小児反復性耳下腺腫脹 ……………… 笹村　佳美
小児心因性難聴 …………………………… 芦谷　道子	鼻中隔穿孔・鞍鼻 ……………………… 岸部　　幹
難治性中耳炎 ……………………………… 吉田　尚弘	難治性鼻出血 …………………………… 鈴木　元彦
側頭骨錐体部の骨破壊病変 …………… 小泉　博美ほか	髄液鼻漏 ………………………………… 浅香　大也
鼓膜正常な伝音難聴	鼻粘膜接触点頭痛 ……………………… 三輪　高喜
―高位頸静脈球の静脈壁逸脱により生じた後天性難聴症例―	両側声帯運動障害 ……………………… 齋藤康一郎ほか
…………………………………………… 山本　　裕	進行する嚥下困難 ……………………… 兵頭　政光
中耳腫瘍性病変 …………………………… 藤原　敬三ほか	小児の嚥下障害 ………………………… 森　　正博
回転性めまいが持続した末梢性および	小児気管・気管支異物 ………………… 大原　卓哉
中枢性めまい症例 …………………… 肥塚　　泉	上咽頭癌 ………………………………… 千田　邦明ほか
上半規管裂隙症候群 ……………………… 堤　　　剛	下咽頭表在癌
両側顔面神経麻痺 ………………………… 高野　賢一	―診断・治療方法の工夫が必要であった例― … 渡邉　昭仁
難治性口腔咽頭潰瘍 ……………………… 坂東　伸幸ほか	声帯運動障害 …………………………… 梅野　博仁ほか
診断・治療が難しい舌痛・咽頭痛 ……… 櫻井　一生	乳幼児の吸気性喘鳴 …………………… 守本　倫子
小児の睡眠呼吸障害 ……………………… 井下　綾子ほか	

全日本病院出版会

〒113-0033　東京都文京区本郷 3-16-4　Tel:03-5689-5989
http://www.zenniti.com　　　　　　　　Fax:03-5689-8030

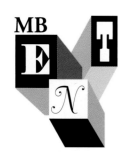

◆特集・鼻出血の対処法
血管塞栓術

太田賢吾*

Abstract 難治性鼻出血に対する塞栓術は保存的治療に止血し得ない症例に対して施行されてきた．塞栓術は大きな効果をもたらすこともあるが，合併症にも注意が必要である．合併症としては皮膚障害，脳梗塞，視力障害が挙げられる．これらの合併症を防ぐためには慎重なカテーテル操作および塞栓範囲が広くなり過ぎないようにする配慮が必要である．また，塞栓物質の特徴をしっかり学習する必要もある．適切な部位を塞栓するためには適切な塞栓物質を使用し，症例に応じた使い分けが必要である．このような技術，知識を身につけることで，確実で安全性の高い動脈塞栓術を実現していくことができる．

Key words 経皮的動脈塞栓術(transarterial embolization)，ゼラチンスポンジ(gelatin sponge)，NBCA，コイル(coil)，脳梗塞(brain infarction)

はじめに

難治性鼻出血に対する経皮的動脈塞栓術は1970年代より報告されている．近年はカテーテルの開発が進み，より末梢まで選択が可能になり，止血率の向上，合併症の発生率は低減してきているものと思われる．止血率を検討した研究では外科的動脈結紮術が73〜100％に対して，動脈塞栓術は75〜92％と遜色ない成績を残していることが報告されている[1)〜6)]．しかし，両者を前向きに比較した論文はまだない．これは血管塞栓術を行える施設が少ないことも要因の1つと思われる．今回は動脈塞栓術について，文献的な考察を加えてここに報告する．

適応

保存的治療に止血し得ない症例では動脈塞栓術が第一選択の治療法として挙げられる．動脈結紮後の再出血や腫瘍に伴う出血などはいずれもよい適応と思われる．

適応すべきでない症例としては篩骨動脈などの内頸動脈からの分枝がfeederである場合が挙げられる．また，弓部大動脈や総頸動脈に血栓が付着している際は脳梗塞のリスクがあるため，外科手術の考慮や事前に十分なICを行う必要がある．

合併症

動脈塞栓術の合併症の発生率は動脈結紮術の18％より多く34％と報告されている[7)]．一方，差がなかったという論文や2％と低い報告もある[8)9)]．この原因は塞栓術と単にいっても，塞栓部位，塞栓物質が異なることが多く，術者間の技術・知識にも差があると考えられる．そのため，他部位での塞栓の経験が豊富でも，鼻出血に対する塞栓術の合併症をよく理解しておくことが必要である．

軽度の合併症では鼻部の虚血に関連した疼痛や浮腫，頭痛などが挙げられる[10)]．鼻部潰瘍などの重度の合併症は両側顎動脈および両側顔面動脈塞栓などの際に発生したとの報告があり，広範囲の

* Ohta Kengo, 〒467-8601 愛知県名古屋市瑞穂区瑞穂町川澄1　名古屋市立大学病院放射線科，助教

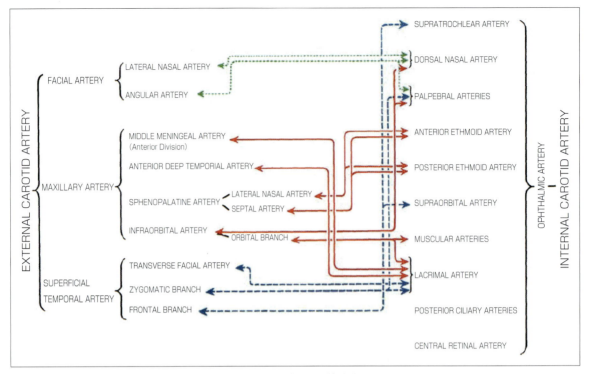

図 1. 眼動脈との血管吻合
（文献 14 より引用）

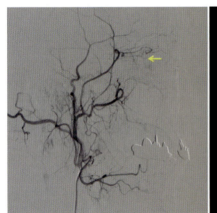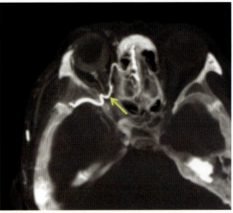

a | b

図 2.
a：顎動脈からの造影にて網膜の濃染を認める（矢印）
b：術中に IVR-CT にて顎動脈造影下に CT を撮影すると，中硬膜動脈からの吻合枝が明瞭に描出された（矢印）

塞栓では注意が必要である．また，他の重要な合併症として，脳梗塞，視力障害などがある[11]．脳梗塞はカテーテル操作による血栓剥離に伴う塞栓や空気の混入などが原因で起こることがある．また，外頸動脈にカテーテルが挿入できたあとも注意が必要である．内頸動脈系と吻合があることがあり，必ず血管造影にてよく確認する必要がある．特に内頸動脈系で狭窄がある際は頭蓋内への吻合が発達しているケースもあり，注意が必要である[12]．

眼動脈は内頸動脈から分岐することが多いが，外頸動脈系との吻合が認められる場合もある．そのような場合，塞栓物質を注入すると視力障害の原因となる．吻合のバリエーションは図 1 に示すように多数存在するため[13)14)]，血管造影にて眼動脈や網膜の濃染をよく観察することが大事である（図 2）．当院では吻合枝をできるだけ避けるため，最低でも中硬膜動脈分岐より末梢の塞栓を心がけている．鼻出血の原因となる蝶口蓋動脈からも眼動脈への吻合枝は報告されているが，血管造影に

表 1. 塞栓物質による差異

種類	近位塞栓のリスク	末梢の塞栓リスク	コントロール	再開通のリスク
コイル	高	低	容易	低〜中
ゼラチンスポンジ	低	中	容易	高
NBCA	低	高	難	低

て視認できない場合は，一般的に血管系は $80\,\mu m$ 以下といわれており[15]，細片されたゼラチンスポンジで通過しないものと考えられ，塞栓術は比較的安全である．しかしながら，無理な圧入や NBCA などの液体塞栓物質の使用は眼動脈への迷入の危険性がある．

手　技

可能な限り事前に CTA を撮影することで責任血管を同定することに努める．また，アクセス血管が問題ないことを把握することも重要である．当院では大腿動脈からアクセスすることが多いため，必ず CTA にて弓部大動脈から頸部の撮影を行い，後期相にて骨盤部から頸部の撮影を行っている．また，内頸動脈系に狭窄があると外頸動脈から頭蓋内の血管への側副血行路が発達しやすいため，内頸動脈の評価も行っている．

大腿動脈に 4 Fr シースが留置できれば，ヘパリンを 3,000 単位静注し，ACT が 200 未満の際は追加で静注を行う．弓部から分岐の血管は 4 Fr の headhunter 型カテーテルを用いて選択する．4 Fr カテーテルでは不安定な際はカテーテル交換にて 5〜6 Fr のガイディングカテーテルに変更すると安定性を上げることができる．4 Fr のカテーテルは外頸動脈に留置するのが理想である．総頸動脈ではマイクロカテーテルの出し入れの際に，空気が混入してしまい，脳梗塞のリスクになるためである．挿入困難な際は 4 Fr カテーテルとマイクロカテーテルの間の環流をしっかり行うことで，脳梗塞のリスクを下げる配慮が必要である．顎動脈，顔面動脈の分岐は側面透視もあったほうがよいため，biplane の装置があることが望ましい．

外頸動脈造影では造影剤のリーク，仮性動脈瘤，動静脈瘻，異常濃染を確認し，責任血管を把握することが大事である．Coaxial 法にてマイクロカテーテルを使って選択することが多いが，蛇行があり，末梢の選択が困難な際は triaxial 法にて選択することもある．

責任血管の選択はできるだけ末梢まで行うのが理想である．特に造影剤のリークがある場合や，仮性動脈瘤を形成している場合は遠位の血管まで選択することが理想である．近位塞栓になった場合に周囲の血管から側副血行路が発達し，出血が完全にコントロールできない場合があるためである．しかしながら，顎動脈の末梢の選択は蛇行が強いため，困難な時も多いのが現状である．そのため，塞栓物質はゼラチンスポンジを用いられることが多いと思われる．塞栓物質の違いは後述する．

塞栓が施行できた場合は必ず対側の血管の評価も必要である．対側からの側副血行路から出血している場合があるからである．

塞栓物質

塞栓物質にはコイル，ゼラチンスポンジ，NBCA がある（表 1）．コイルは塞栓位置のコントロールがしやすく，ターゲットでない血管を塞栓する可能性は少ない．しかしながら，出血点までカテーテルが挿入できることが前提であり，選択が難しい場合には使用を避けたほうがよい．ゼラチンスポンジは細片にすることでカテーテルから注入でき，末梢に塞栓物質を流すことができるので，出血点が不明瞭な際や出血点がわかっても選択が困難な際はよい適応である．ゼラチンスポンジは 1 週間程度で体内に吸収されるといわれており，再出血のリスクのある塞栓物質でもある．NBCA は液状の永久塞栓物質であり，血液中の陰イオンと重合して，血管に固着し鋳型状構造物を形成し，塞栓効果を発揮する．その塞栓効果は高く，出血点まで到達できた際は再出血のリスクは低いと思われる．しかしながら，適応外であり，医師の裁量の下に使用が行われている．また，リ

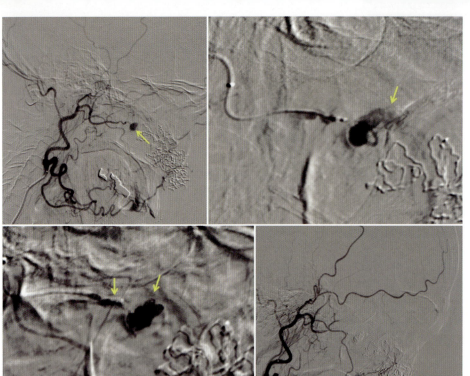

図 3.
a：顎動脈造影にて蝶口蓋動脈に仮性動脈瘤があることを確認（矢印）
b：仮性動脈瘤の末梢の血管は選択困難であり，近位部よりゼラチンスポンジにて塞栓を開始したが，塞栓中に仮性動脈瘤が破裂（矢印）．末梢の血管が塞栓され圧力が上がった影響と思われる
c：出血確認後，すみやかに NBCA の注入を施行．矢印の部位が NBCA であり，仮性動脈瘤および近位の血管を塞栓．注入量が多いと，中硬膜動脈などの不必要な血管を塞栓するリスクがあり注意が必要である
d：確認の造影にて仮性動脈瘤の消失を確認．塞栓後に別の側副血行路が目立つことがあるため，必ず確認が必要である

ピオドールと混和して使用するが，その割合にて重合時間が異なり，その使用には熟練を要する．

当院では出血点の遠位まで選択できればコイル，選択が困難で出血が不明瞭または少量の際はゼラチンスポンジ，多量の際は NBCA と使用を分けている．

症　例

1．71 歳，男性．難治性鼻出血（図 3）

右上顎洞癌に対して陽子線治療後 10 ヶ月にて鼻出血があり，内視鏡にて上顎洞後壁の骨欠損部から拍動性の出血を認め，圧迫止血にて対応していたが出血増悪のため，当院紹介となった．

左外頸動脈造影では，左蝶口蓋動脈末梢に仮性動脈瘤を認めた．マイクロカテーテルにて選択を施行．仮性動脈瘤までは選択は可能であったが，遠位側の血管は選択困難であった．末梢に眼動脈や頭蓋内を栄養する血管がないこと確認して，ゼラチンスポンジにて塞栓施行した．しかし注入後，鼻出血が悪化．確認の造影を行うと，仮性動脈瘤から鼻腔内への出血を確認．遠位側のみ塞栓された影響で，仮性動脈瘤の圧力が上がり，出血したと考えられた．引き続きゼラチンスポンジでの塞栓を試みたが，ゼラチンスポンジが出血点より漏出してしまう状況であったため，NBCA での塞栓を施行．中硬膜動脈などに塞栓物質が注入されないように配慮しながら，仮性動脈瘤内，蝶口蓋動脈を鋳型状に塞栓した．確認の血管造影にても造影剤のリークは消失した．術後は脳神経症状もなく，鼻出血も制御でき，経過良好にて術後 5 日にて退院となった．

2．56 歳，男性．難治性鼻出血（図 4）

上顎癌に対して重粒子線治療，陽子線治療を施行し，腫瘍は消失状態を維持していたが，2 年後より鼻出血を度々起こすようになった．ボスミンガーゼでは止血困難であり，塞栓術を行うこととなった．血管造影では左顎動脈の後上歯槽動脈からの造影にて異常濃染を認めたため，出血源と判断し，ゼラチンスポンジにて塞栓を施行した．止血は得られていたが，術後 3 ヶ月にて出血が再燃．

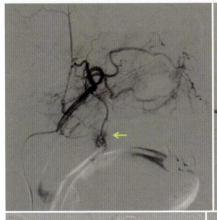
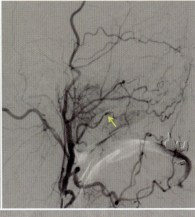
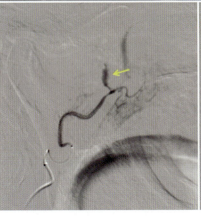
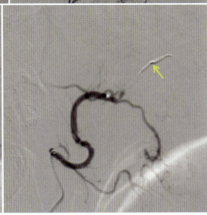

図 4.
a：顎動脈造影にて後上歯槽動脈から異常濃染を認めた（矢印）．出血源と判断し同血管を選択して，ゼラチンスポンジにて塞栓施行
b：外頸動脈造影では上行口蓋動脈に僅かな血管拡張を認めた（矢印）．そのため，上行口蓋動脈の選択を施行
c：上行口蓋動脈の選択造影では造影剤のリークを確認（矢印）．外頸動脈造影で所見が軽度でも選択すると明瞭になることは多い
d：仮性動脈瘤の遠位の血管まで選択できたため，コイル塞栓を施行．コイルは直線上だが，血管が細いため，仮性動脈瘤は消失

再度血管造影を行うと，外頸動脈から分岐の上行口蓋動脈に僅かな拡張を認めた．選択を行うと造影剤のリークが明らかになったため，リーク部の遠位の血管まで選択を行い，コイルにて塞栓を行った．塞栓後に出血が再発した場合は塞栓した部位の再開通のこともあるが，別の血管から側副血行路が発達しているケースもあり，注意が必要である．また，選択を行うことで，血管造影の所見が明瞭になることがあり，出血が疑われる血管には積極的に選択を行っていくことが重要である．

参考文献

1) Moshaver A, Harris JR, Liu R, et al：Early operative intervention versus conventional treatment in epistaxis：randomized prospective trial. J Otolaryngol, **33**：185-188, 2004.
2) Asanau A, Timoshenko AP, Vercherin P, et al：Sphenopalatine and anterior ethmoidal artery ligation for severe epistaxis. Ann Otol Rhinol Laryngol, **118**：639-644, 2009.
3) Swords C, Patel A, Smith ME, et al：Surgical and interventional radiological management of adult epistaxis：systematic review. J Laryngol Otol, **131**(12)：1108-1130, 2017.
4) Wehrli M, Lieberherr U, Valavanis A：Superselective embolization for intractable epistaxis：experiences with 19 patients. Clin Otolaryngol Allied Sci, **13**：415-420, 1988.
5) Baloch MA, Awan MS, Nabeel H：Angioembolization in intractable epistaxis-atertiary care experience. J Pak Med Assoc, **62**：254-256, 2012.
6) Tseng EY, Narducci CA, Willing SJ, et al：Angiographic embolization for epistaxis：a review of 114 cases. Laryngoscope, **108**：615-619, 1998.
　Summary　114 例の血管塞栓術の成績を示しており，成功率 93％，合併症 17％と報告している．5 年間の follow up も行っている．
7) de Bonnecaze G, Gallois Y, Bonneville, et al：Transnasal Endoscopic Sphenopalatine Artery Ligation Compared With Embolization for Intractable Epistaxis：A Long-term Analysis. Am J Rhinol Allergy, **32**：188-193, 2018.
　Summary　蝶口蓋動脈結紮術と血管塞栓術の

後方視的比較. 成績に差はないが, 合併症発生率は血管塞栓術のほうが多かった.

8) Cullen MM, Tami TA：Comparison of internal maxillary artery ligation versus embolization for refractory posterior epistaxis. Otolaryngol Head Neck Surg, **118**：636-642, 1998.

9) Gregory D, Sun HA, Gregory S：Transcatheter embolization in the management of epistaxis. Semin Intervent Radiol, **30**：249-262, 2013.
Summary 動脈塞栓術の論文をまとめ, 成功率, 合併症発生率を検討し, さらに良好な成績に導くためのポイントもまとめている.

10) Gottumukkala R, Kadkhodayan Y, Moran CJ, et al：Impact of vessel choice on outcomes of polyvinyl alcohol embolization for intractable idiopathic epistaxis. J Vasc Interv Radiol, **24**：234-239, 2012.

11) Loon NW, Gendeh BS, Zakaria R, et al：Ophthalmic artery occlusion following neuro-embolization of the external carotid artery, a case report. BMC Ophthalmol, **17**：92, 2017.

12) Countee RW, Vijayanathan T：External carotid artery in internal carotid artery occlusion. Angiographic, therapeutic, and prognostic considerations. Stroke, **10**：450-460, 1979.

13) 清末一路, 松丸祐司, 田上秀一：血管内治療のための血管解剖 外頸動脈. 学研メディカル秀潤社, 2013.

14) Hayreh SS：Orbital vascular anatomy. Eye, **20**：1130-1144, 2006.
Summary 血管塞栓術を行うにあたって注意が必要な外頸動脈と眼動脈の吻合が詳細に記述されている.

15) Geibprasert S, Pongpech S, Armstrong D, et al：Dangerous extracranial-intracranial anastomoses and supply to the cranial nerves：vessels the neurointerventionalist needs to know. Am J Neuroradiol, **30**：1459-1468, 2009.

会 告

一般社団法人日本頭頸部癌学会　第 10 回教育セミナーのご案内

一般社団法人　日本頭頸部癌学会

教育委員会委員長　　佐々木　徹

　一般社団法人日本頭頸部癌学会主催第 10 回教育セミナーを下記の要領で開催いたしますのでご案内申し上げます．会場は「石川県立音楽堂　邦楽ホール」です．第 43 回日本頭頸部癌学会会場からは徒歩で 3 分ほどの別会場となります．第 10 回教育セミナーの内容は 1）頭頸部癌総論，2）口腔癌（舌癌），3）中咽頭癌と致しました．本セミナー受講者には日本がん治療認定医機構の学術単位（3 単位），日本口腔外科学会専門医制度の資格更新のための研修単位（5 単位），日本耳鼻咽喉科学会専門医資格更新の学術業績・診療以外の活動実績（0.5 単位）が与えられます．また，日本頭頸部外科学会主催頭頸部がん専門医申請資格の学術活動として認められますので，多数のご参加をお待ちしております．なお，日本耳鼻咽喉科学会専門医の方は必ず IC カードをお持ちください．今回より専門医 IC カードのみでの受付となります．

　セミナー当日には翌 13 日からの第 43 回日本頭頸部癌学会の受付等は行っておりません．

記

1．日　　時：2019 年 6 月 12 日（水）　12：30〜17：30（予定）

2．会　　場：石川県立音楽堂　邦楽ホール

　　　　　　〒920-0856　石川県金沢市昭和町 20-1（金沢駅兼六園口）

　　　　　　TEL：076-232-8111（代）／FAX：076-232-8101

　　　　　　URL：https://ongakudo.jp/c_hall/c_hougaku/70

3．内　　容：テーマ 1．頭頸部癌総論　　テーマ 2．口腔癌（舌癌）　　テーマ 3．中咽頭癌

4．受講料：5,000 円　「第 10 回教育セミナー」と明記の上，下記口座にお振り込みください．

　　　　　　郵便振替口座　00190-2-420734　　一般社団法人　日本頭頸部癌学会

5．定　　員：400 名　なお HP からの事前登録はいたしません．

6．応募方法：原則当日受付は行いません．席に余裕がある場合には受講のみは可能としますが，いかなる理由であっても当日受付での受講修了証の発行は致しませんのでご注意ください．

　　・必要事項（氏名・フリガナ，本学会員の有無，所属住所・電話番号，所属先，e-mail アドレス）をご記入のうえ，

　　〒135-0033 東京都江東区深川 2-4-11　一ツ橋印刷㈱学会事務センター内，

　　日本頭頸部癌学会セミナー担当宛にお送りください．

　　TEL：03-5620-1953／FAX：03-5620-1960

　　・参加費の振り込みが確認され次第，参加受付証を郵送いたします．

　　・申し込み締め切りは 2019 年 5 月 31 日（金）（必着）です．先着順に受付いたします．

　　・参加資格：特に規定はありません（ただし，一般の方は対象としておりません）．

　　医師以外のメディカルスタッフの方も歓迎いたします．医学生，初期研修医，医師以外のメディカルスタッフの方は，参加費は無料ですがその場合，指導教授（医）または本学会員の証明が必要です．本学会 HP 内の案内に書式を掲載する予定です．

2019-2020 全国の認定医学書専門店一覧

北海道・東北地区

北海道	東京堂書店・北24条店
	昭和書房
宮 城	アイエ書店
秋 田	西村書店・秋田支店
山 形	髙陽堂書店

関東地区

栃 木	廣川書店・獨協医科大学店
	廣川書店・外商部
	大学書房・獨協医科大学店
	大学書房・自治医科大学店
群 馬	廣川書店・高崎店
	廣川書店・前橋店
埼 玉	文光堂書店・埼玉医科大学店
	大学書房・大宮店
千 葉	志学書店
東 京	明文館書店
	文光堂書店・本郷店
	文光堂書店・外商部
	文光堂書店・日本医科大学店
	医学堂書店
	東邦稲垣書店
	文進堂書店
	帝京ブックセンター(文進堂書店)
	文光堂書店・板橋日大店
	文光堂書店・杏林大学医学部店
神奈川	鈴文堂

東海・甲信越地区

山 梨	明倫堂書店・甲府店
長 野	明倫堂書店
新 潟	考古堂書店
	考古堂書店・新潟大学医歯学総合病院店
	西村書店
静 岡	ガリバー・浜松店
愛 知	大竹書店
	ガリバー・名古屋営業所
三 重	ワニコ書店

近畿地区

京 都	神陵文庫・京都営業所
	ガリバー・京都店
	辻井書院
大 阪	神陵文庫・大阪支店
	神陵文庫・大阪サービスセンター
	辻井書院・大阪歯科大学天満橋病院店
	関西医書
	神陵文庫・大阪大学医学部病院店
	神陵文庫・大阪医科大学店
	ワニコ書店
	辻井書院・大阪歯科大学楠葉学舎売店
	神陵文庫・大阪府立大学羽曳野キャンパス店
兵 庫	神陵文庫・本社
奈 良	奈良栗田書店・奈良県立医科大学店
	奈良栗田書店・外商部
和歌山	神陵文庫・和歌山営業所

中国・四国地区

島 根	島根井上書店
岡 山	泰山堂書店・鹿田本店
	神陵文庫・岡山営業所
	泰山堂書店・川崎医科大学店
広 島	井上書店
	神陵文庫・広島営業所
山 口	井上書店
徳 島	久米書店
	久米書店・医大前店

九州・沖縄地区

福 岡	九州神陵文庫・本社
	九州神陵文庫・福岡大学医学部店
	井上書店・小倉店
	九州神陵文庫・九州歯科大学店
	九州神陵文庫・久留米大学医学部店
熊 本	金龍堂・本荘店(外商)
	金龍堂・まるぶん店
	九州神陵文庫・熊本出張所(外商)
	九州神陵文庫・熊本大学医学部病院店
大 分	九州神陵文庫・大分営業所
	九州神陵文庫・大分大学医学部店
宮 崎	田中図書販売(外商)
	メディカル田中
鹿児島	九州神陵文庫・鹿児島営業所

＊医学書専門店の全店舗(本・支店, 営業所, 外商部)が認定店です。各書店へのアクセスは本協会ホームページから可能です。

2019.01作成

　日本医書出版協会では上記書店を医学書の専門店として認定しております。本協会認定証のある書店では，医学・看護書に関する専門的知識をもった経験豊かな係員が皆様のご購入に際して，ご相談やお問い合わせに応えさせていただきます。
　また正確で新しい情報を常にキャッチし，見やすい商品構成などにも心がけて皆様をお迎えいたします。医学書・看護書をご購入の際は，お気軽に，安心して認定店をご利用賜りますようご案内申し上げます。

一般社団法人
日本医書出版協会
https://www.medbooks.or.jp/

〒113-0033
東京都文京区本郷5-1-13 KSビル7F
TEL (03)3818-0160　　FAX (03)3818-0159

好評書籍

みみ・はな・のど

感染症への上手な抗菌薬の使い方
―知りたい、知っておきたい、知っておくべき使い方―

編集／鈴木　賢二
藤田保健衛生大学医学部名誉教授
医療法人尚徳会ヨナハ総合病院院長

B5判　136頁　定価（本体価格5,200円＋税）　2016年4月発行

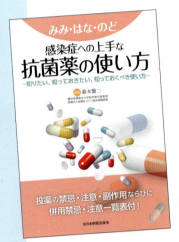

耳鼻咽喉科領域の主な感染症における抗菌薬の使用法について、使用にあたり考慮すべき点、疾患の概念、診断、治療等を交えながら、各分野のエキスパート達が詳しく解説！

投薬の禁忌・注意・副作用
ならびに併用禁忌・注意一覧付き！！

目　次

I　これだけは"知りたい"抗菌薬の使い方
1. PK/PDを考慮した使い方
2. 耳鼻咽喉科領域の感染症治療薬と併用薬との薬物相互作用
3. 乳幼児・小児への使い方
4. 高齢者への使い方
5. 妊婦，授乳婦への使い方
6. 肝腎機能を考慮した使い方

II　これだけは"知っておきたい"抗菌薬の使い方
1. 慢性中耳炎
2. 慢性鼻副鼻腔炎
3. 慢性扁桃炎，習慣性扁桃炎
4. 咽喉頭炎
5. 唾液腺炎

III　これだけは"知っておくべき"抗菌薬の使い方
1. 急性中耳炎
2. 急性鼻副鼻腔炎
3. 急性扁桃炎
4. 扁桃周囲炎，扁桃周囲膿瘍
5. 喉頭蓋炎
6. 蜂窩織炎
7. 深頸部膿瘍

投薬の禁忌・注意・副作用
　ならびに併用禁忌・注意一覧

全日本病院出版会

〒113-0033　東京都文京区本郷3-16-4　Tel：03-5689-5989
http://www.zenniti.com　　　　　　　　Fax：03-5689-8030

FAX による注文・住所変更届け

改定：2015 年 1 月

毎度ご購読いただきましてありがとうございます．

読者の皆様方に小社の本をより確実にお届けさせていただくために，FAX でのご注文・住所変更届けを受けつけております．この機会に是非ご利用ください．

◎ご利用方法

FAX 専用注文書・住所変更届けは，そのまま切り離して FAX 用紙としてご利用ください．また，注文の場合手続き終了後，ご購入商品と郵便振替用紙を同封してお送りいたします．**代金が 5,000 円をこえる場合，代金引換便とさせて頂きます．**その他，申し込み・変更届けの方法は電話，郵便はがきも同様です．

◎代金引換について

本の代金が 5,000 円をこえる場合，代金引換とさせて頂きます．配達員が商品をお届けした際に，現金またはクレジットカード・デビットカードにて代金を配達員にお支払い下さい(本の代金＋消費税＋送料)．(※年間定期購読と同時に 5,000 円をこえるご注文を頂いた場合は代金引換とはなりません．郵便振替用紙を同封して発送いたします．代金後払いという形になります．送料は定期購読を含むご注文の場合は頂きません)

◎年間定期購読のお申し込みについて

年間定期購読は，1 年分を前金で頂いておりますため，代金引換とはなりません．郵便振替用紙を本と同封または別送いたします．送料無料，また何月号からでもお申込み頂けます．

毎年末，次年度定期購読のご案内をお送りいたしますので，定期購読更新のお手間が非常に少なく済みます．

◎住所変更届けについて

年間購読をお申し込みされております方は，その期間中お届け先が変更します際，必ずご連絡下さいますようよろしくお願い致します．

◎取消，変更について

取消，変更につきましては，お早めに FAX，お電話でお知らせ下さい．

返品は，原則として受けつけておりませんが，返品の場合の郵送料はお客様負担とさせていただきます．その際は必ず小社へご連絡ください．

◎ご送本について

ご送本につきましては，ご注文がありましてから約 1 週間前後とみていただきたいと思います．お急ぎの方は，ご注文の際にその旨をご記入ください．至急送らせていただきます．2～3 日でお手元に届くように手配いたします．

◎個人情報の利用目的

お客様から収集させていただいた個人情報，ご注文情報は本サービスを提供する目的(本の発送，ご注文内容の確認，問い合わせに対しての回答等)以外には利用することはございません．

その他，ご不明な点は小社までご連絡ください．

株式会社 全日本病院出版会

〒113-0033 東京都文京区本郷 3-16-4-7F
電話 03(5689)5989　FAX03(5689)8030　郵便振替口座 00160-9-58753

年　月　日

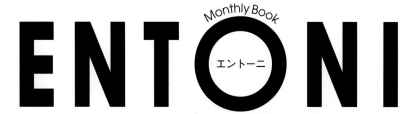

FAX 専用注文書

「Monthly Book ENTONI」誌のご注文の際は，このFAX専用注文書もご利用頂けます．また電話でのお申し込みも受け付けております．
毎月確実に入手したい方には年間購読申し込みをお勧めいたします．また各号1冊からの注文もできますので，お気軽にお問い合わせください．

バックナンバー合計
5,000円以上のご注文
は代金引換発送

―お問い合わせ先―
㈱全日本病院出版会　営業部
電話　03(5689)5989　　FAX　03(5689)8030

□年間定期購読申し込み　No.　　　　から
□バックナンバー申し込み

No. - 冊	No. - 冊	No. - 冊	No. - 冊
No. - 冊	No. - 冊	No. - 冊	No. - 冊
No. - 冊	No. - 冊	No. - 冊	No. - 冊
No. - 冊	No. - 冊	No. - 冊	No. - 冊

□他誌ご注文

　　　　　　　　　　　冊　　　　　　　　　　　冊

お名前	フリガナ　　　　　　　　　　　㊞	診療科

ご送付先	〒　- □自宅　□お勤め先

電話番号	□自宅 □お勤め先

FAX 03-5689-8030 全日本病院出版会行

全日本病院出版会行

FAX 03-5689-8030

年　　月　　日

住 所 変 更 届 け

お 名 前	フリガナ
お客様番号	毎回お送りしています封筒のお名前の右上に印字されております8ケタの番号をご記入下さい。
新お届け先	〒　　　　　都道府県
新電話番号	（　　　　　）
変更日付	年　　月　　日より　　　　　月号より
旧お届け先	〒

※ 年間購読を注文されております雑誌・書籍名に✓を付けて下さい。
- ☐ Monthly Book Orthopaedics （月刊誌）
- ☐ Monthly Book Derma. （月刊誌）
- ☐ 整形外科最小侵襲手術ジャーナル （季刊誌）
- ☐ Monthly Book Medical Rehabilitation （月刊誌）
- ☐ Monthly Book ENTONI （月刊誌）
- ☐ PEPARS （月刊誌）
- ☐ Monthly Book OCULISTA （月刊誌）

FAX 03-5689-8030

全日本病院出版会行

Monthly Book ENTONI バックナンバー

2019. 1. 現在

No.166 編集企画／宇佐美真一
耳鼻咽喉科医が見落としてはいけない中枢疾患
増刊号 5,400 円＋税

No.172 編集企画／吉崎智一
知っておきたい甲状腺診療―検査から専門治療まで―
増大号 4,800 円＋税

No.179 編集企画／村上信五
診断・治療に必要な耳鼻咽喉科臨床検査
―活用の point と pitfall―
増刊号 5,400 円＋税

No.185 編集企画／渡辺行雄
耳鼻咽喉科漢方処方ベストマッチ
増大号 4,800 円＋税

No.186 編集企画／原 晃
耳鳴のすべて

No.188 編集企画／植田広海
聴覚異常感をどう診る・どう治す

No.189 編集企画／北原 糺
めまい・ふらつきの診かた・治しかた

No.190 編集企画／大島猛史
耳鼻咽喉科における高齢者への投薬

No.191 編集企画／宮崎総一郎
睡眠時無呼吸症候群における CPAP の正しい使い方

No.192 編集企画／髙橋晴雄
耳鼻咽喉科スキルアップ 32―私のポイント―
増刊号 5,400 円＋税

No.193 編集企画／岡本美孝
アレルギー性鼻炎と舌下免疫療法

No.194 編集企画／原渕保明
女性医師が語る！治療法を変えるべきタイミング
―私の経験・方針―

No.195 編集企画／岸本誠司
下咽頭癌・咽頭癌治療はここまできた

No.196 編集企画／久 育男
知っておきたい！高齢者の摂食嚥下障害
―基本・管理・診療―
増大号 4,800 円＋税

No.197 編集企画／清水猛史
喘息と耳鼻咽喉科疾患

No.198 編集企画／中川尚志
顔面神経麻痺の治療アプローチ

No.199 編集企画／三輪高喜
難治性口内炎―早期治療のコツ―

No.200 編集企画／武田憲昭
めまい頻用薬の選び方・上手な使い方

No.201 編集企画／小林俊光
耳管の検査と処置―治療効果を上げるコツ―

No.202 編集企画／倉富勇一郎
頭頸部癌の早期発見のポイント―コツと pitfall―

No.203 編集企画／栢森良二
顔面神経麻痺のリハビリテーションによる機能回復

No.204 編集企画／大久保公裕
小児のアレルギー性疾患 update

No.205 編集企画／氷見徹夫
診断に苦慮した耳鼻咽喉科疾患
―私が経験した症例を中心に―
増刊号 5,400 円＋税

No.206 編集企画／伊藤真人
親がナットク！こどものみみ・はな・のど外来

No.207 編集企画／鈴鹿有子
女性の診かた―年齢・病態に応じた治療戦略―

No.208 編集企画／欠畑誠治
中耳・内耳疾患を見逃さない！

No.209 編集企画／竹内裕美
好酸球性副鼻腔炎の効果的な治療法―私の治療戦略―

No.210 編集企画／黒野祐一
もう迷わない耳鼻咽喉科疾患に対する向精神薬の使い方
増大号 4,800 円＋税

No.211 編集企画／佐藤宏昭
老人性難聴への効果的アプローチ

No.212 編集企画／小島博己
かぜ症状の診療戦略

No.213 編集企画／小川 郁
心因性疾患診療の最新スキル

No.214 編集企画／堀井 新
“めまい”診断の落とし穴―落ちないための心得―

No.215 編集企画／太田伸男
口腔・舌病変をみる―初期病変も見逃さないポイント―

No.216 編集企画／鴻 信義
実践！内視鏡下鼻内副鼻腔手術―コツと注意点―

No.217 編集企画／吉田尚弘
わかりやすい ANCA 関連血管炎性中耳炎（OMAAV）
―早期診断と治療―

No.218 編集企画／守本倫子
耳鼻咽喉科における新生児・乳幼児・小児への投薬
―update―
増刊号 5,400 円＋税

No.219 編集企画／松根彰志
ネブライザー療法―治療効果を高めるコツ―

No.220 編集企画／川内秀之
あなどれない扁桃・扁桃周囲病変の診断と治療

No.221 編集企画／曾根三千彦
ここが知りたい耳鼻咽喉科に必要な他科の知識

No.222 編集企画／西野 宏
子どもから大人までの唾液腺疾患―鑑別の要点―

No.223 編集企画／坂田俊文
みみ・はな・のど診断 これだけは行ってほしい
決め手の検査
増刊号 4,800 円＋税

No.224 編集企画／保富宗城
子どもの中耳炎 Q & A

No.225 編集企画／喜多村 健
高齢者のみみ・はな・のど診療マニュアル

No.226 編集企画／大森孝一
災害時における耳鼻咽喉科の対応

No.227 編集企画／林 達哉
小児の反復性症例にどう対応するか

通常号⇒2,500 円＋税
※No.183 以前発行のバックナンバー，各目次等
の詳しい内容は HP（www.zenniti.com）をご
覧下さい．

次号予告

耳鼻咽喉科と漢方—最新の知見—

No. 229（2019 年 3 月号）

編集企画／和光耳鼻咽喉科医院　齋藤　晶

漢方治療の楽しさと処方の選び方	齋藤　晶ほか
耳　鳴	猪　健志
反復性めまい—新しい病名漢方で 　楽しく楽に診察する—	竹越　哲男ほか
耳管開放症	大田　重人
滲出性中耳炎に対する五苓散の効果	松本　恭子
アレルギー性鼻炎をはじめとする 　鼻炎に対する東洋医学的アプローチ	菊島　一仁
副鼻腔炎に対する漢方治療	柿添　亜矢
舌痛症・口内炎・口腔乾燥症	金子　達
扁桃炎	五島　史行
咳　嗽	星野　朝文
乳幼児・子どもに対する耳鼻咽喉科 　領域での漢方の有用性	内薗　明裕

| 編集主幹：本庄　巌　京都大学名誉教授
　　　　　市川　銀一郎　順天堂大学名誉教授
　　　　　小林　俊光　仙塩利府病院
　　　　　　　　　　　耳科手術センター長 | No. 228　編集企画：
鈴木元彦　名古屋市立大学
　　　　　高度医療教育研究センター教授 |

Monthly Book ENTONI No. 228

2019 年 2 月 15 日発行（毎月 1 回 15 日発行）
定価は表紙に表示してあります.
Printed in Japan

発行者　末　定　広　光
発行所　　株式会社　全日本病院出版会
〒 113-0033 東京都文京区本郷 3 丁目 16 番 4 号 7 階
　　　　電話（03）5689-5989　Fax（03）5689-8030
　　　　郵便振替口座 00160-9-58753

© ZEN・NIHONBYOIN・SHUPPANKAI, 2019

印刷・製本　三報社印刷株式会社　　電話（03）3637-0005
広告取扱店　㈱日本医学広告社　　　電話（03）5226-2791

・本誌に掲載する著作物の複製権・翻訳権・上映権・譲渡権・公衆送信権（送信可能化権を含む）は株式会社
　全日本病院出版会が保有します.
・ JCOPY ＜(社) 出版者著作権管理機構　委託出版物＞
　本誌の無断複写は著作権法上での例外を除き禁じられています. 複写される場合は, そのつど事前に,(社)出版
　者著作権管理機構（電話 03-5244-5088, FAX 03-5244-5089, e-mail: info@jcopy.or.jp）の許諾を得てください.
　本誌をスキャン, デジタルデータ化することは複製に当たり, 著作権法上の例外を除き違法です. 代行業者等
　の第三者に依頼して同行為をすることも認められておりません.